新时代心理护理与健康教育的作用及策略研究

杨 茜 冯 玉 著

北京工业大学出版社

图书在版编目（CIP）数据

新时代心理护理与健康教育的作用及策略研究 / 杨茜，冯玉著．——
北京：北京工业大学出版社，2021.5（2022.10 重印）
ISBN 978-7-5639-8011-6

Ⅰ．①新… Ⅱ．①杨… ②冯… Ⅲ．①护理学—医学
心理学 Ⅳ．① R471

中国版本图书馆 CIP 数据核字（2021）第 111793 号

新时代心理护理与健康教育的作用及策略研究
XINSHIDAI XINLI HULI YU JIANKANG JIAOYU DE ZUOYONG JI CELUE YANJIU

著　　者：杨　茜　冯　玉
责任编辑：李俊焕
封面设计：知更壹点
出版发行：北京工业大学出版社
　　　　　（北京市朝阳区平乐园 100 号　邮编：100124）
　　　　　010-67391722（传真）　bgdcbs@sina.com
经销单位：全国各地新华书店
承印单位：三河市元兴印务有限公司
开　　本：710 毫米 ×1000 毫米　1/16
印　　张：13.75
字　　数：340 千字
版　　次：2021 年 5 月第 1 版
印　　次：2022 年 10 月第 2 次印刷
标准书号：ISBN 978-7-5639-8011-6
定　　价：88.00 元

作者简介

杨茜，女，1981 年 12 月生，四川省自贡市人，毕业于泸州医学院（现为西南医科大学），硕士研究生，现任成都医学院护理学院副教授，硕士研究生导师。长期从事内科护理学、成人护理学、健康评估等护理专业课程教学；研究方向为慢性病护理、健康管理、心理护理、养老护理；主持并完成四川省教育厅课题 2 项、厅局级课题 5 项、校级教改项目 3 项；主编教材 2 本，作为副主编参编教材 4 本；获实用新型专利 3 项；发表论文 40 余篇。

冯玉，女，1987 年 7 月生，四川省江油市人，毕业于成都中医药大学，硕士研究生，现任成都医学院护理学院专任教师，讲师。研究方向为老年慢性病护理、护理心理、护理教育；主持并完成四川省教育厅课题 1 项、校级课题 3 项，指导省级大学生创新训练项目 2 项；参编教材 3 本；发表科研论文 5 篇。

前　言

为适应我国心理护理及健康教育改革的总体趋势，本书结合我国的社会发展现状，坚持"以人为中心"的整体护理理念，介绍了国内外心理护理及健康教育的新进展和新技术，具有以下主要特色：在现代护理观特别是护理心理学的指导下，以整体护理为方向，体现了将临床护理向预防、保健、健康、社区及家庭护理等领域延伸的现代护理理念；按照"以服务为宗旨，以岗位需求为导向"的指导方针，突出心理护理及健康教育的基础知识和临床应用，为实践提供参考；在内容编排上力求简明扼要、突出重点。

全书共六章。第一章为护理心理学，第二章为心理护理，第三章为临床心理护理实践，第四章为健康教育，第五章为现代健康教育实践，第六章为新时代心理护理与健康教育的发展。

本书通俗易懂、实用性强，紧密结合临床医疗护理的发展，有助于护理人员快速掌握整体护理知识和技能，适合临床各科医护人员及从事心理治疗、心理咨询、健康教育的工作人员使用，也适于医学类学生和广大基层医务人员参考阅读。

为了确保研究内容的丰富性和多样性，笔者在写作过程中参考了大量理论与研究文献，在此向涉及的专家学者表示衷心的感谢。

本书杨茜撰写 18.8 万字（撰写第二章、第五章和第六章），冯玉撰写 15.2万字（撰写章节第一章、第三章和第四章）。

最后，因笔者水平有限，加之时间仓促，本书难免存在一些不足之处，在此恳请同行专家和读者朋友批评指正！

目　录

第一章　护理心理学

要研究心理护理，必须先对护理心理学有一定的了解。现代医学模式已由单纯的生物医学模式转变为生物—心理—社会综合模式。随着医学模式的转变，医学对患者的认识亦发生了深刻的变化。生物—心理—社会医学模式认为，现代疾病是由多种因素引起的，要进行全方位的诊断治疗。

无数研究已充分证实心理因素在疾病的发生、发展和转归中均起到重要作用。因此，心理护理在患者接受治疗的康复过程中无疑起着重要作用。护理工作者应满足患者的心理需要，调节患者的社会角色，稳定患者情绪，缓解其心理压力，调节其情绪变化，帮助患者增强适应能力。

第一节　概　述

所谓心理护理，就是通过护理心理学的理论和患者的互动过程，帮助患者得到最佳的心理状态。一般认为，凡在护理过程中，护理人员运用心理学知识通过行为的或人际关系的影响，改变患者的心理状态和行为，促进其康复的方法，均属心理护理范畴。心理护理是护理心理学具体的实施。

随着医学模式的转变、整体化护理的开展，心理护理正在普遍融入现代护理模式中。这就要求我们必须先对护理心理学有一定的了解。

护理心理学是在心理学应用研究向护理领域渗透以及现代医学、护理学迅速发展的基础上建立起来的。护理心理学虽已作为一门学科而独立存在，但其学科属性究竟是什么，专家学者说法不一。若不能准确理解护理心理学的学科属性，学科发展就会方向不明、思路不清，更难以真正形成特色或取得重大学术突破。

护理心理学是介于心理学和护理学之间的一门边缘学科，同时也是具有浓重人文色彩的边缘学科，该属性由其研究对象——"人"的特点所决定。它既受心理因素制约，亦受生物因素、特定社会环境因素等制约。

任何新兴独立学科的诞生，都有促进其产生的内外动因，护理心理学亦然。自 20 世纪 70 年代以来，人类健康观念的变化、医学模式的转变、护理体制的变革等，都是促使护理心理学成为新兴独立学科的主要外在动因。护理领域越来越多地面对人们的心理健康问题，专业人才的原有知识结构已显不足，必须协同心理学等人文学科另辟蹊径，开拓新思路，构建新体系。

一、护理心理学的定义及研究对象

护理心理学是护理学与心理学相结合的交叉学科，是从护理情境与个体相互作用的观点出发，研究在护理情境这个特定的社会生活条件下的个体心理活动发生、发展及其变化规律的学科。其中"个体"指护士个体和患者个体。因此，护理心理学既要研究护理领域中患者个体心理活动的规律及其相应的最佳心理护理，又要研究在护理活动中护士个体心理活动的规律及特点。

护理心理学的研究对象主要涉及两大范畴，即患者和护士。

（一）患者

护理心理学研究在疾病过程等特定情境下，患者个体的心理活动与其疾病、健康是如何交互作用、相互影响的，以及患者的心理活动是如何受他人（其他患者、亲属、医护人员等）影响的。

（二）护士

护理心理学研究从选择护士职业之日起直至离职的全过程中，护士个体心理活动在特定的职业环境条件下，受他人或团体（社会各阶层人士、医生群体、患者群体等）的影响；研究护士个体的心理活动如何影响他人或团体（健康人群、患者群体）。在护理领域中，护士正面临许多同疾病与健康密切相关的心理学问题，这就要求护理人员要以良好的职业心理素质及应用心理学家的角色，为服务对象提供优质的心理护理。

二、护理心理学的学科性质

护理心理学是一门新兴的交叉学科及应用学科。

（一）新兴学科

20 世纪 70 年代以来，人类健康观念变化所带来的医学模式转变、护理体制变革等，是促使护理心理学成为新兴独立学科的主要外在动因。临床护理实践的许多问题，仅凭医学护理学知识已无法得到解决，必须协同心理学等学科另辟新路径，开拓新思路，构建新体系。因此护理心理学的诞生是时代发展的必然。

（二）交叉学科

护理心理学与临床专科护理学、护理管理学、基础医学、临床医学、人类学、社会学、普通心理学和实验心理学等学科有密切的联系或交叉。例如，不同疾病患者的心理护理、不同年龄阶段患者的心理护理都涉及临床各专科的疾病及其护理等知识；语言、人际沟通、习俗、婚姻、家庭、社区、居住、工业化等方面的心理行为问题，与人类学、社会学、生态学等知识密切相关；护理心理学与预防医学和康复医学亦有联系，如护士对患者的健康教育也将运用到预防医学、康复医学等学科的知识。

（三）应用学科

护理心理学也是一门临床应用学科。护理心理学将心理行为科学的系统知识，包括理论和技术，结合护理实践，应用到护理学的各个领域，如临床各专科护理、社区护理、疗养院、康复中心、社会福利院、戒毒中心等领域。

三、护理心理学的学科任务

护理心理学的基本任务包括理论任务和实践任务两个方面。

（一）理论任务

护理心理学的理论任务是从理论上探讨在特定的护理情境条件下，护患的角色行为、个性心理特征等发生、发展及变化的规律。

1. 瞄准学科前沿，突出专业特色

诸多学科发展的成功经验表明，加快学科建设步伐，必须紧紧抓住"前沿"和"特色"两个中心环节不放。具体地说，瞄准学科前沿，就是要强化学科理论对自身研究领域的预见、控制和理解，就是要强化应用性研究的超前意识，通过对本领域潜在问题的及早干预，提高研究的预测功能和实用价值。突出专业特色，则是强调着眼于护理领域实际问题的解决，把学科发展的思路维系在护理的专业特色上。如依据特定的心理学原理和方法，结合本专业的特点提出某种假说，通过对护士或患者某个范畴的具体研究目标进行客观的、量化的分析，在系统研究、反复论证的基础上，尝试建立本学科的相关理论和研究方法。

2. 构建完整的护理心理学理论体系，探索应用模式

要应用心理学的理论与方法，探索护理领域中亟待解决的心理学问题，建立和完善适用于护理专业的心理学理论体系，为临床心理护理提供科学依据。在科学理论指导下，积极探索临床护士易学习、易掌握、易应用、操作性强的科学的心理护理应用模式。如护理心理学在理论上不断吸收心理学有关认知、个性、应激与应对等理论作为自己的理论基础之一，在护理实践中应用心理学有关技术，如心理评估、心理咨询、心理治疗等，对患者进行心理干预或心理护理。在形成护理心理学的学科理论体系时明确护理心理学的学科界限，明确其与医学心理学、护理学的界限，不应简单地重复上述学科已有的研究。

3. 加强理论预见，实现有效控制

预见、控制与理解，是任何一门科学理论都具有的三个彼此相互联系的目的。预见，是指预言未来事件进程；控制，是指形成这些事件进程；理解，是指阐明这些事件发生与变化。在众多学科领域内，既有"预见和控制往往先于完全与广泛的理解"之说，又有"只有研究对象真正的完全理解，才能进行更好的预见和有效的控制"之言，这强调的正是三个科学理论目的彼此间的紧密联系。护理心理学发展科学理论体系的重点，也不外乎实现这三个目的。具体地说，护理心理学进行理论研究，只有充分理解本领域的研究对象各种心理产生、发展与变化的主客观原因，才可能真正建立起具有专业特点的理论体系，实现对本领域研究对象的心理进行预见和控制的目的。再以"护士职业心理素质"这个具体研究内容为例，进一步说明如何实现"预见、控制、理解"三个目的。只有全面理解护士职业心理素质产生、发展、变化的主客观原因，才可能建立起与之相适应的"优化护士职业心理素质"的理论体系，才可能比较系统地加强对"护士职业心理素质"问题的理论预见，实现对"护士职业心理素质"的有效控制。

（二）实践任务

护理心理学的实践任务即在实践中探索学科理论对于指导护理实践的行之有效的方法和途径。

1. 研究并提供临床心理学护理的科学方法和规范模式

应用心理学原理和方法，研究各类患者的心理问题、心理治疗及护理的方法与技巧，研究患者对各种诊疗设施及其操作过程的心理反应，研究患者间的群体心理现象，研究患者与外部环境（医院、社会）关系中的护理问题，研究心理护理与整体护理之间的关系，研究健康教育法的内容和方法等，为临床护

士提供可操作的规范化心理护理模式；研制并提供能客观评定患者心理状态的量化评测工具；研究并建立能鉴定心理护理效果的科学评价体系；研究并提供能预防患者发生心理危机的言语措施，即有助于患者身心康复的有效对策等。

2. 研究并建立解决护理过程中的复杂人际关系问题

护理过程中人际关系很复杂是因为这其中除了有护患关系、患者之间的关系、护士之间的关系、护士与其他医技人员的关系等，还有护士与患者家属的关系，甚至患者与其家属之间的关系也事关患者的康复，这也是护理过程中不可忽视的一个环节。然而护理过程中复杂的人际关系，无论是对于护士职业心理素质的优化，还是对于患者的身心康复，都会产生十分重要的影响，因此，也是护理心理学实践任务的重要组成部分。这个实践任务包括研究并提供能指导护士在护理过程中主导护患关系的方法和技巧，提供能帮助护士调控患者之间以及患者与家属之间人际关系的有效对策，策划并提供有利于护士职业心理素质优化的人际氛围的协调方案。

3. 为教育主管部门提供护理专业人才培养的心理学知识与咨询

建立护士人才选拔的心理学标准；研究并推广可促进护士职业心理素质优化的有效对策，如通过多种途径对护士进行情绪教育，增加护理人员的爱心、信心、希望、尊重、友善、宽容、喜悦等正性情感，提升对挫折、冲突和孤独的容忍度和耐受力，强化适当的情感表达力，从而促进情绪情感的成熟与情商的提高，促进个人与社会生活的和谐幸福，更好地调节自我情绪，从而提升护理工作的质量；为护士提供心理咨询；等等。

四、护理心理学与现代护理学的关系

护理学前冠以"现代"二字，学科内涵便丰富了许多。仅以人类的"生老病死"为例，呼应生物医学模式的传统护理学只能满足人们的基本需求。而伴随"生物—心理—社会"医学模式的现代护理学，则把"生老病死"演绎为"讲求生存质量、强调寿康共享、注重身心合一、倡导临终关怀"等，若无责任制护理、身心的整体护理等现代护理学科的新进展，就没有护理心理学的发展。换言之，护理心理学的形成和发展，与现代护理学的进步和发展息息相关。

护理学创始人南丁格尔提出的"护理是一项最精细的艺术"、护理的目的是使"千差万别的人都达到治疗或康复所需要的最佳身心状态"等观点，至今仍深刻影响着护理心理学乃至整个护理学科的发展。20世纪中叶，著名的护理学家奥利维亚提出，护理应增进患者的精神和身体健康，加强健康教育，包括患者及其环境、家庭、社会的保健。这些见解也是当今护理心理学理论体系的重要组成部分。20 世纪 60 年代后，美国护理学家创立了责任制护理，对患者实施身心的整体护理，并把心理护理作为其重要组成部分。这对护理心理学理论体系的发展，提出了更迫切、更具体的要求，把护理心理学推到了当今整个护理学科建设的发展前沿。

护理心理学研究，既离不开护理学的基本范畴，又独有护理学尚未涉及的其他范畴。护理学以患者为主要研究对象；护理心理学则既注重研究患者，亦强调研究护士。以护理心理学的观点，实施护理活动的主体是护士，对其展开的心理研究与对患者的心理研究同等重要。护理学始终围绕着"增进和保持健康"这一中心，展开诊治人类对存在或潜在健康问题的反应的研究。它要求研究者对相关疾病与健康的临床专业知识有较扎实的理论功底，并相应地掌握一些普及性心理学知识。

护理心理学更侧重于研究与"增进和保持健康"紧密关联的心理学问题。它要求研究者具备相应的专业基础知识和较丰富的实践经验，在心理学理论知识方面有较深造诣，并熟练掌握心理学应用技能。

五、护理心理学与医学心理学的关系

人们总是依据护理学与医学不可分割的联系，推导护理心理学与医学心理学的内在联系。护理心理学与医学心理学之间虽存在紧密联系的共同研究领域，但各有其独立的研究范畴。

（一）联系

半个多世纪以来，医学心理学的发展十分迅猛，曾对处于雏形学科发展阶段的护理心理学产生过深刻影响，对护理心理学的发展起着极其重要的引导和支撑作用。护理领域最初开展临床心理护理的思路，多源于医学心理学的理论与实践。临床护士实施心理护理时普遍采用的"解释、安慰、鼓励、暗示"等，正是医学心理学的基本心理治疗技术。

但必须明确：护理心理学绝不属于医学心理学，二者不能等同或相互替代。在临床心理护理实践中，若仅仅套用医学心理学模式，不注重本专业特色，不积极探索适用于护理领域的规范化操作模式，便不可能形成真正属于护理心理学的系统。

临床心理护理可以运用心理治疗技术，但护士却无法胜任心理医生这一角色，运用医学心理学的研究成果只能解决部分护理领域的问题。总之，应强化医学心理学对护理心理学的积极影响，避免其对护理心理学发展的阻碍作用。

（二）区别

1. 研究内容的区别

著名医学心理学家李心天就医学心理学和护理心理学的研究内容归纳如下。

医学心理学的主要研究内容包括 7 个方面：①心理因素引起躯体疾病的中介机制；②脑组织损伤、内分泌失调或躯体疾患造成心理变异的分析和心理诊断；③人格特征在患各种疾病及康复过程中的作用；④心理治疗的合理安排和疗效评定；⑤各年龄阶段的心理卫生知识的推广和探讨；⑥心理护理和心理咨询的实施；⑦医学心理学与其他学科的协调和合作。

护理心理学的主要研究内容：①心理护理渗透于护理工作的全过程，融合在各项护理措施中；②了解和掌握护理对象的心理状态和特殊心理表现；③提高医护人员的心理修养。

上述护理心理学与医学心理学的研究内容，差别显著多于重叠。

护理心理学除了运用医学心理学的基本理论及研究成果指导患者解决心理问题，为寻求护理服务者提供健康咨询，还要把医学心理学未涉及的、至关重要的护士职业心理素质及护理过程中的人际关系等内容作为研究的重点。

2. 对同一研究对象侧重点不同

对患者这一研究对象，医学心理学注重研究心理因素的致病机制，并借以指导疾病的诊治和预防。护理心理学则更多围绕精神正常的人群（包括无精神异常而患有疾病的人群），切合非精神病医院的特点，充分发挥护士与患者接触最密切的专业优势。护理心理学对患者心理的研究，尤应注重对临床患者心理状态的量化评估，着重探索患者心理的一般规律和个体特征，研制一系列临床普遍适用的、可操作的、规范化的心理护理模式，实现帮助人们增进和保持身心健康的宗旨。

第二节　护理心理学的研究方法

护理心理学的研究方法主要有观察法、调查法、实验法、个案法和心理测验法。

一、观察法

观察法是在自然条件下或在预先设计的情境中，对表现心理现象的外部活动进行系统的、有计划的观察，从中发现心理现象产生和发展的规律。观察法简单易行，所收集的信息最直接而丰富，用途广泛。观察法在心理评估、心理治疗、心理咨询、心理护理中广泛使用。观察法又可进一步分为主观观察法、客观观察法、自然观察法和控制观察法。

（一）主观观察法

主观观察法是个人对自己的心理进行观察和分析研究，传统上称为内省法。用内省法进行心理研究是由心理学的特殊性质所决定的。但这种方法存在较大的局限性，因为只有当事人自己的体验，所以影响对结果的验证、推广和交流。

（二）客观观察法

客观观察法是研究者对个体或群体的行为进行观察和分析研究。科学心理学广泛采用客观观察法进行研究。客观观察法要求按严格的客观规律忠实地记录，正确地反映实际情况，并对观察的结果进行科学的分析，用于解释心理素质。

（三）自然观察法

自然观察法是在不加控制的自然情境中对个体行为做直接或间接的观察研究。如观察患者在病室的表现，可以了解患者的情绪状态和人格中的某些特征。自然观察法一般在下列情况下采用：①针对所研究的对象，无法对某种现象进行控制；②在控制条件下可能影响某种行为的出现；③由于社会道德的要求，不能对某种现象进行控制。由于自然观察法是在自然条件下进行的，不为观察者所知，他们的行为和心理活动较少或没有受到环境干扰。因此，应用这种方法有可能了解到现象的真实状况。

自然观察法的缺点主要有以下几方面：①在自然条件下，事件很难以完全相同的方式重复出现，因此，对某种现象难以进行重复观察，而观察的结果亦难以进行检验和证实；②在自然条件下，影响某种心理活动的因素是多方面的，因此，用观察法得到的结果往往难以进行精确的分析；③由于对自然条件未加以控制，观察时可能出现不需要研究的现象，而要研究的现象却没有出现；④观察者容易"各取所需"，即观察的结果容易受到观察者本人兴趣、愿望、知识经验和观察技能的影响。

自然观察法的优点是不改变个体的自然生活条件，因而其行为反应真实可靠。

（四）控制观察法

在预先设计的一定情境中对个体行为做直接或间接的观察研究。例如将被试者带到统一布置好的特定环境之中，观察记录他们进入情境后的行为活动特点，以分析其心理、行为或生理反应。控制观察法所得资料容易做横向比较分析，但由于涉及的情境容易对被试者产生影响，故不易反映真实情况。

二、调查法

调查法通过访谈、座谈及问卷等方式获得资料，并加以分析研究。

（一）访谈法

访谈法是通过与被试者访谈，了解其心理状态，同时观察其在访谈时的行为反应，以补充和验证所获得的资料，进行记录和分析研究。访谈法的效果取决于问题的性质和研究者本身的访谈技巧。访谈法应用于临床患者，也应用于健康人群，在心理评估、诊断、治疗、咨询、病因学等研究中均被广泛采用。科研中常在访问调查过程中完成预先拟定的各种调查任务并做记录。

（二）座谈法

座谈法也是一种调查访问方法，其可以从较大范围内获取有关资料，以进行分析研究。例如器官移植受者术后的心理行为问题，可以通过定期与家属座谈的方式进行分析研究。

（三）问卷法

问卷法是指在许多情况下，为了使调查不至于遗漏重要内容，往往事先设计调查表或问卷，当面或通过邮寄供被调查者填写，然后收集问卷对其内容逐条进行分析研究。例如若需分析患者心理需要、了解护患关系等，可采用问卷调查法。问卷调查的质量取决于研究者事先对问题的性质、内容、目的和要求的明确程度，也取决于问卷内容设计的技巧性及被试者的合作程度。例如，问卷中的问题是否反映了所要研究问题的实质、设问的策略是否恰当、对回答的要求是否一致、结果是否便于统计处理以及内容是否会引起被调查者的顾虑等。问卷调查法简单易行、信息容量大，但特别要注意的是结果的真实程度。另外，对调查资料的分析和总结要坚持科学态度。目前问卷调查法在国内护理心理学研究工作中广泛使用。

三、实验法

在控制条件下对某种心理现象进行观察的方法叫实验法。在实验中，研究者可以积极干预被试者的活动，创造某种条件使某种心理现象得以产生并重复出现。这是实验法和观察法的不同之处。实验方法分为两种，即实验室实验和自然实验。

（一）实验室实验

实验室实验是借助专门的实验设备，在对实验条件严加控制的情况下进行的。由于对实验条件进行了严格控制，运用这种方法有助于发现实践的因果联系，并允许人们对实验的结果进行验证。实验室实验由于严格控制实验条件，使实验情境带有极强的人为性质。被试者处在这样的情境中，又意识到自己正在接受实验，就有可能影响实验结果的客观性，并影响到将实验结果应用于日常生活中。

（二）自然实验

自然实验也叫现场实验，在某种程度上克服了实验室实验的缺点。自然实验虽然也对实验条件进行适当的控制，但它是在人们正常学习和工作的情境中进行的，因此，自然实验的结果比较合乎实际。但是在自然实验中，由于条件的控制不够严格，因而难以得到精确的实验结果。

在上面两种实验条件中包含着一系列变化的因素，称为变量。其中有些变量是由实验者控制的实验条件，叫自然变量或独立变量。实验中的另一类变量叫因变量或依从变量，它们是实验者所要测定的行为和心理活动。实验中除应控制变量外，还要考虑其他因素可能产生的影响，如被试者的个别差异、被试者对实验结果的期待及实验者的偏好等。在有些实验中，主试者和被试者都不知道自变量是怎样被控制的，这种实验叫双盲控制，它对排除实验者的偏好有一定作用。

四、个案法

个案法是一种比较古老的方法，它是由医疗实践中的问诊方法发展而来的。个案法要求对某个人进行深入而详尽的观察与研究，以便发现某种行为和心理现象的原因。个案法有时和其他方法（如访谈法、心理测验法等）配合使用，这样可以收集更丰富的个人资料，如对心脏移植患者心理护理的个案研究等。

由于个案法限于使用少数案例，研究的结果可能只适合个别情况，因此，在推广应用这些结果或做出更概括的结论时必须持谨慎的态度。一般来说，个案法常用于提出理论或假说，要进一步检验理论和假说则有赖于其他方法的帮助。

五、心理测验法

心理测验法是指用一套经过标准化的问题（量表）来测量某种心理品质的方法。心理测验按照内容可分为智力测验、态度测验和人格测验；按形式可分为文字测验和非文字测验；按测验规模可分为个别测验和团体测验。心理测验要注意两个基本要求，即测验的信度和效度。信度是指一个测验的可靠程度。如果一个测验的可靠程度高，那么，同一个人多次接受这个测验时，就应得到相同或大致相同的成绩。效度是指一个测验有效地测量了所需的心理品质，它可以通过对行为的预测来表示。

为了保证心理测验的信度和效度，一方面要对某种心理品质进行深入的研究。如果我们对人的心理或性格的了解越深入，那么相应的量表就会越完善。另一方面，在编制心理量表时要注意严谨性和科学性。只有科学、严谨地编制出来的心理量表，才可能有效而可靠地测量人们的心理品质。

（一）症状自评量表

症状自评量表（Symptom Checklist 90，简称"SCL-90"）是综合性的精神症状评定量表，它由上海铁道大学医学院吴文源教授引进修订。临床应用证明，该量表的评估有比较高的真实性，而且涉及内容广泛，反映症状丰富，能准确反映患者病情及其严重程度，对神经症、综合性医院住院患者和门诊者，以及心理咨询门诊来访者有较好的自评效果。

1. SCL-90 的内容

SCL-90 包括 90 个项目，分别评定以下 10 个因子。

（1）躯体化

该因子主要反映主观的身体不适感，包括心血管、消化、呼吸系统的不适，以及头痛、脊痛、肌肉酸痛等其他躯体表现。

（2）强迫症状

强迫症状主要指那种明知没有必要，但又无法摆脱的无意义的思想、冲动、行为等表现，还有一些比较一般的感知障碍（如脑子变空了、记忆力不行等）也在这一因子中反映。

（3）人际关系敏感

人际关系敏感主要指某个人的不自在感与自卑感，尤其是在与其他人相比较时更突出。自卑、沮丧以及人际关系明显不好的人，往往在这一因子上得高分。

（4）抑郁

抑郁反映的是与临床上抑郁症状群相联系的广泛概念。忧郁、苦闷的感情和心境是代表性症状，它还以对生活的兴趣减退、缺乏活动愿望、丧失活动力等为特征，包括失望悲叹、与抑郁相联系的其他感知及躯体方面的问题。该因子中有数个项目包括了死亡、自杀等概念。

（5）焦虑

焦虑包括一些在临床上明显与焦虑症状相联系的症状和体验，一般指无法镇静、神经过敏、紧张，以及由此产生的躯体征状（如震颤）。那种游离不定的焦虑及惊恐发作是本因子的主要内容，它还包括一个反映"解体"的项目。

（6）敌对

这一因子主要从思想、感情及行为三个方面进行反映。其项目包括厌烦、摔打、争论直至不可抑制的冲动爆发等各方面。

（7）恐怖

这一因子与传统的恐怖状态或广场恐怖症所反映的内容基本一致，恐怖的对象包括出门旅游、空旷场地、人群、公共场合和交通工具。此外，还有反映社交恐怖的项目。

（8）偏执

该因子是围绕偏执性思维的基本特征而制定的，如投射性思维、敌对、猜疑、妄想、被动体验和夸大等。

（9）精神病性

精神病性包括幻听、思维播散、被控制感、思维被插入等反映精神分裂症状的项目。

（10）其他

SCL-90 中有 7 个反映睡眠及饮食的项目。

2. SCL-90 评定方法

表 1-2-1 中列出了有些人可能会有的问题，请仔细地阅读每一条，然后根据最近一星期内下述情况对您的实际影响，在符合您的选项所对应方格中画"√"。

表 1-2-1　SCL-90 表

临床症状及表现	没有	很轻	中等	偏重	严重	工作人员评定
	1	2	3	4	5	
①头痛	□	□	□	□	□	

临床症状及表现	没有	很轻	中等	偏重	严重	工作人员评定
	1	2	3	4	5	
②神经过敏，心中不踏实	□	□	□	□	□	
③头痛时有不必要的想法或字句盘旋	□	□	□	□	□	
④头晕或晕倒	□	□	□	□	□	
⑤对异性的兴趣减退	□	□	□	□	□	
⑥对旁人求全责备	□	□	□	□	□	
⑦感到别人能控制您的思想	□	□	□	□	□	
⑧责怪别人制造麻烦	□	□	□	□	□	
⑨忘性大	□	□	□	□	□	
⑩担心自己是否衣饰整齐及仪态端正	□	□	□	□	□	
⑪容易烦恼激动	□	□	□	□	□	
⑫胸痛	□	□	□	□	□	
⑬害怕空旷的场所或街道	□	□	□	□	□	
⑭感到自己的精力下降，活动减慢	□	□	□	□	□	
⑮想结束自己的生命	□	□	□	□	□	
⑯听到旁人听不到的声音	□	□	□	□	□	
⑰发抖	□	□	□	□	□	
⑱感到大多数人都不可信任	□	□	□	□	□	
⑲容易胃口不好	□	□	□	□	□	
⑳容易哭泣	□	□	□	□	□	
㉑同异性相处时感到害怕	□	□	□	□	□	
㉒感到受骗、中了别人圈套或有人想抓住您	□	□	□	□	□	
㉓无缘无故地突然感到害怕	□	□	□	□	□	
㉔自己不能控制地大发脾气	□	□	□	□	□	
㉕怕单独出门	□	□	□	□	□	
㉖经常责怪自己	□	□	□	□	□	

续表

临床症状及表现	没有	很轻	中等	偏重	严重	工作人员评定
	1	2	3	4	5	
㉗腰痛	□	□	□	□	□	
㉘感到难以完成任务	□	□	□	□	□	
㉙感到孤独	□	□	□	□	□	
㉚感到苦闷	□	□	□	□	□	
㉛过分担忧	□	□	□	□	□	
㉜对事物不感兴趣	□	□	□	□	□	
㉝感到害怕	□	□	□	□	□	
㉞您的感情容易受到伤害	□	□	□	□	□	
㉟旁人知道您私下的想法	□	□	□	□	□	
㊱感到别人不理解您，不同情您	□	□	□	□	□	
㊲感到人们对您不友好，不喜欢您	□	□	□	□	□	
㊳做事必须做得很慢以保证正确	□	□	□	□	□	
㊴心跳很厉害	□	□	□	□	□	
㊵恶心或不舒服	□	□	□	□	□	
㊶感到比不上他人	□	□	□	□	□	
㊷肌肉酸痛	□	□	□	□	□	
㊸感到有人在监视您、谈论您	□	□	□	□	□	
㊹难以入睡	□	□	□	□	□	
㊺做事必须反复检查	□	□	□	□	□	
㊻难以做出决定	□	□	□	□	□	
㊼怕乘电车、公共汽车、地铁或火车	□	□	□	□	□	
㊽呼吸困难	□	□	□	□	□	
㊾一阵阵发冷或发热	□	□	□	□	□	
㊿因为感到害怕而避开某些东西、场合或活动	□	□	□	□	□	
51脑子变空了	□	□	□	□	□	

续表

临床症状及表现	没有	很轻	中等	偏重	严重	工作人员评定
	1	2	3	4	5	
(52)身体发麻或刺痛	□	□	□	□	□	
(53)喉咙有梗塞感	□	□	□	□	□	
(54)感到前途没有希望	□	□	□	□	□	
(55)不能集中注意力	□	□	□	□	□	
(56)感到身体的某一部分软弱无力	□	□	□	□	□	
(57)感到紧张或容易紧张	□	□	□	□	□	
(58)感到手或足发重	□	□	□	□	□	
(59)想到死亡的事	□	□	□	□	□	
(60)吃得太多	□	□	□	□	□	
(61)当看到别人看着您或谈论您时感到不自在	□	□	□	□	□	
(62)有一些不属于您自己的想法	□	□	□	□	□	
(63)有想打人或伤害人的冲动	□	□	□	□	□	
(64)醒得太早	□	□	□	□	□	
(65)必须反复洗手、点数目或触摸某些东西	□	□	□	□	□	
(66)睡得不稳不深	□	□	□	□	□	
(67)有想摔东西或破坏东西的冲动	□	□	□	□	□	
(68)有一些别人没有的想法或念头	□	□	□	□	□	
(69)感到对别人神经过敏	□	□	□	□	□	
(70)在商店或电影院等人多的地方感到不自在	□	□	□	□	□	
(71)感到做任何事情都很难	□	□	□	□	□	
(72)一阵阵恐惧或惊恐	□	□	□	□	□	
(73)感到在公共场合吃东西很不舒服	□	□	□	□	□	
(74)经常与人争论	□	□	□	□	□	
(75)单独一人时神经很紧张	□	□	□	□	□	
(76)别人对您的成绩没有做出恰当的评价	□	□	□	□	□	

续表

临床症状及表现	没有	很轻	中等	偏重	严重	工作人员评定
	1	2	3	4	5	
⑦即使和别人在一起也感到孤单	□	□	□	□	□	
⑦感到坐立不安、心神不定	□	□	□	□	□	
⑦感到自己没有什么价值	□	□	□	□	□	
⑧感到熟悉的东西变成陌生或不像是真的	□	□	□	□	□	
⑧大叫或摔东西	□	□	□	□	□	
⑧害怕会在公共场合晕倒	□	□	□	□	□	
⑧感到别人想占您的便宜	□	□	□	□	□	
⑧为一些有关"性"的想法而很苦恼	□	□	□	□	□	
⑧您认为应该因为自己的过错而受到惩罚	□	□	□	□	□	
⑧感到要赶快把事情做完	□	□	□	□	□	
⑧感到自己的身体有严重问题	□	□	□	□	□	
⑧从未感到和其他人很亲近	□	□	□	□	□	
⑧感到自己有罪	□	□	□	□	□	
⑨感到自己的脑子有毛病	□	□	□	□	□	

SCL-90 中的 90 个项目可以分为 10 类,即 10 个因子,每个因子反映一类症状,通过因子分可以了解被测者症状分布特点及严重程度,从而有针对性地选择治疗方法。

(二)抑郁自评量表

抑郁自评量表是美国杜克大学医学院于 1965 年编制的。该量表操作方便,易于掌握,能有效地反映患者抑郁状态的有关症状及其严重程度和变化,特别适用于综合性医院以及抑郁症患者。

抑郁自评量表(见表 1-2-2)包括 20 个项目,每个项目反映与抑郁状态相关的一个特异性症状,如抑郁心境、睡眠障碍、易疲劳、易激动、无价值感等。该表中的"*"表示反向记分。

表 1-2-2　抑郁自评量表

临床症状及表现	没有或很少时间	小部分时间	相当多时间	绝大部分或全部时间	工作人员评定
	1	2	3	4	
①我觉得闷闷不乐，情绪低沉	□	□	□	□	
*②我觉得一天之中早晨最好	□	□	□	□	
③我突然哭出来或觉得想哭	□	□	□	□	
④我晚上睡眠不好	□	□	□	□	
*⑤我吃得跟平常一样多	□	□	□	□	
*⑥与异性密切接触时和以往一样感到愉快	□	□	□	□	
⑦我发觉我的体重在下降	□	□	□	□	
⑧我有便秘的苦恼	□	□	□	□	
⑨我的心跳比平常快	□	□	□	□	
⑩我无缘无故地感觉到疲惫	□	□	□	□	
*⑪我的头脑跟平时一样清楚	□	□	□	□	
*⑫我觉得经常做的事情并没有困难	□	□	□	□	
⑬我觉得不安而且平静不下来	□	□	□	□	
*⑭我对将来抱有希望	□	□	□	□	
⑮我比平时容易生气激动	□	□	□	□	
*⑯我觉得做出决定是容易的	□	□	□	□	
*⑰我觉得自己是个有用的人，有人需要我	□	□	□	□	

续表

临床症状及表现	没有或很少时间	小部分时间	相当多时间	绝大部分或全部时间	工作人员评定
	1	2	3	4	
*⑱我的生活过得很有意思	□	□	□	□	
⑲我认为如果我死了别人会生活得好些	□	□	□	□	
*⑳平常感兴趣的事我照样感兴趣	□	□	□	□	

抑郁自评量表每个条目都按照 1～4 四级记分，评定时间为最近一个星期，待自评结束后，把 20 个项目中的各项分数相加，即得粗分，粗分乘以 1.25，四舍五入取整数得到标准分，抑郁评定的临界值为标准分 53 分，分值越高，抑郁倾向越明显。

（三）焦虑自评量表

焦虑自评量表（见表 1-2-3）由美国杜克大学医学院于 1971 年编制，从量表构造的形式到具体评定的方法都与抑郁自评量表十分相似，也含有 20 个项目，评分方法也完全相同，用于评定焦虑患者的主观感受。国外研究认为，焦虑自评量表能较准确地反映有焦虑倾向的精神病患者的主观感受。此外，焦虑自评量表在心理咨询门诊中也是一种了解来访者焦虑症状的常用自评工具。该表中的"*"表示反向记分。

表 1-2-3　焦虑自评量表

临床症状及表现	没有或很少时间	小部分时间	相当多时间	绝大部分或全部时间	工作人员评定
	1	2	3	4	
①我觉得比平时容易紧张和着急	□	□	□	□	
②我无缘无故地感到害怕	□	□	□	□	

续表

临床症状及表现	没有或很少时间	小部分时间	相当多时间	绝大部分或全部时间	工作人员评定
	1	2	3	4	
③我容易心里烦乱或觉得惊恐	□	□	□	□	
④我觉得我可能将要发疯	□	□	□	□	
*⑤我觉得一切都很好，也不会发生什么不幸	□	□	□	□	
⑥我手足发抖打战	□	□	□	□	
⑦我因为头痛、颈痛和背痛而苦恼	□	□	□	□	
⑧我感觉容易疲乏	□	□	□	□	
*⑨我觉得心平气和，并且容易安静坐着	□	□	□	□	
⑩我觉得心跳得很快	□	□	□	□	
⑪我因为一阵阵头晕而苦恼	□	□	□	□	
⑫我有过晕倒发作或觉得将要晕倒似的	□	□	□	□	
*⑬我呼气吸气都感到很容易	□	□	□	□	
⑭我手足麻木和刺痛	□	□	□	□	
⑮我因为胃痛和消化不良而苦恼	□	□	□	□	
⑯我常常要小便	□	□	□	□	
*⑰我的手常常是干燥温暖的	□	□	□	□	
⑱我感到脸红发热	□	□	□	□	
*⑲我容易入睡并且一夜睡得很好	□	□	□	□	
⑳我做噩梦	□	□	□	□	

焦虑自评量表每个条目都按照 1 ～ 4 四级记分，评定时间为最近一个星期，待自评结束后，把 20 个项目中的各项分数相加，即得粗分，粗分乘以 1.25，四舍五入取整数得到标准分，焦虑评定的临界值为标准分 50 分，分值越高，焦虑越明显。

第三节　护理心理学的发展及前景

一、护理心理学的基本理论观点与发展简史

（一）护理心理学的基本理论观点

1. 心身统一观

一个完整的人应包括心、身两部分，两者相互影响、相互联系。对于外界环境的刺激，心身作为一个统一的整体来反应。因此，在考虑个体的健康和疾病时，应注意心身统一的整体性（图 1-3-1）。

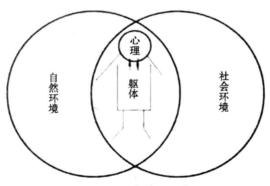

图 1-3-1　心身统一示意图

2. 人与环境统一观

每个人都生活在特定的自然环境和社会环境之中，人与环境是统一的。人作为一个开放的系统，不断地与外界进行物质、能量和信息的交换。显然，个体的身心健康与其生活的自然环境和社会环境是否和谐统一密切相关。家庭是否幸福、社会的安宁或动乱、国家的兴衰、自然环境是否被污染、森林是否被破坏、致癌物质能否侵入及噪声大小等，无不直接或间接地对人的身心健康造

成重大影响。因此，护理心理学必须把人与环境统一起来、把人的自然属性和社会属性统一起来研究，必须考虑个人、家庭、文化背景、社会经济状况、生活环境等因素对身心的影响（图 1-3-2）。

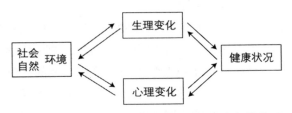

图 1-3-2　生理、心理、环境因素与健康之间的关系

3. 认知评价观和应对综合观

认知评价与个人的文化教育、价值观念、行为准则等关系密切。心理、社会因素能否影响健康，除了与刺激的质和量有关外，还与个人对外界环境的认知评价和应对方式、社会支持等综合因素有关。不同的认识态度及不同的应对方式可以引起不同程度和不同性质的身心反应，继而影响健康。

4. 主动调节和适应观

人不同于动物，人具有主动性和能动性。个体在成长发育过程中，可以主动适应和调节外界环境，以保持个体与环境的动态平衡。这是维护健康，抵御疾病的重要因素。

5. 情绪因素

观点情绪与健康有着十分密切的关系，情绪是各种刺激影响个体的身心变化的决定性环节。良好的情绪是健康的基础，不良的情绪是疾病的原因。

6. 个性特征作用的观点

面对同样的社会应激，有的人患病，难以适应；有的人则"游刃有余"，很快渡过难关，这与个性特征有着十分密切的关系。

上述 6 个观点贯穿于护理心理学各个领域，指导护理心理学各个方面的工作和研究。

（二）护理心理学的发展简史

护理心理学的发展简史主要分为萌芽、形成和发展三个阶段。

1. 护理心理学的萌芽

19 世纪中叶，南丁格尔在英国创立了第一所护士学校，标志着护理工作从此走上科学发展之路。南丁格尔认识到坏境对患者的影响，她指出："护理工作的对象，不是冷冰冰的石头、木块或纸张，而是具有热血和生命的人类。"她认为消极的环境可以影响患者的情绪状态，应通过丰富的刺激让患者从情绪上得到恢复，此为心理护理学的最早萌芽。

直至 20 世纪 40 年代，实验科学快速发展，与之相应的科学实验技术成为自然科学各领域研究的基本方法。生理学、生物学、微生物学、病理学等基础医学研究日新月异，最终促成生物医学模式的形成。期间广泛实施以疾病为中心的功能制护理，主要协助医生诊断和执行医嘱。但由于受生物医学模式的局限，护理心理学始终处于潜在的朦胧状态。

2. 护理心理学的形成

20 世纪 40 年代至 20 世纪 70 年代是生物医学模式走向顶峰并开始逐渐衰退，被生物—心理—社会医学模式所取代的阶段，也是护理心理学逐渐形成并得到认可的阶段。

1948 年世界卫生组织提出健康的定义是："健康是指生理、心理和社会适应的完好状态，而不仅仅是没有疾病或不虚弱。"即生物—心理—社会的现代医学的观点，为人们提出了一个重新认识人类健康与心理、生理、社会环境之间关系的观点。

生物—心理—社会医学模式提出以后，在护理领域进一步强化了人是一个整体的观念。它要求医学把人看成一个多层次、完整的连续体，在健康和疾病问题上，要同时考虑生物、心理和社会各因素的综合作用。

在现代医学模式的指导下，临床护理工作也适应医学模式的转变由功能制护理转变为系统化整体护理，改变了以往护理只注意局部而忽略整体、只注意患者的生理变化而忽视患者的心理变化、只注意疾病生物性而忽略身心的统一性、将护理对象视为生物体而忽略护理对象的社会性的状况。

护理模式的转变与现代心理学理论和技术的高速发展促进了护理心理学的形成，并为其发展奠定了基础、创造了条件，使心理护理在整体护理模式中占据了重要位置，成为整体护理的重要组成部分。但是，这一时期心理护理工作主要还是针对患者，工作范围仅局限于医院，护理心理学还隶属于医学心理学范畴。

3. 护理心理学的发展

进入 20 世纪 80 年代以后，随着人类物质文明的发展，人们不仅对身体舒适的要求不断提高，而且要求心理上的舒适和健全。

1980 年美国护理学会将护理概念更新为"护理是诊断和处理人类对现存的和潜在的健康问题的反应的一门科学。"这里的"反应"既有生理的又有心理的。同时又提出了护理任务是"促进健康、预防疾病、协助康复、减轻痛苦";提出护理对象包括已经患病的人,尚未患病、但可能会患病的人,未患疾病但有"健康问题"的人。这一切不仅反映了现代护理的进展,更推动了护理心理学的建设和发展。在护理临床中,广大护理人员学习心理学知识、研究人的心理与行为、参与心理护理实践、探索心理援助方法的积极性空前高涨。此阶段是护理心理学全面、快速发展的时期。

二、国内外护理心理学的发展

(一)国外护理心理学的发展

国外护理心理学的近代发展史,约从 19 世纪中叶到 20 世纪中叶,即从南丁格尔创立第一所护士学校到建立并推行责任制护理。南丁格尔指出,要使千差万别的人都达到治疗或康复所需要的最佳身心状态,是一项最精细的艺术。同时她还提出,护士必须区分护理患者与护理疾病之间的差别,要着眼于整体的人。

随着护理工作的内涵不断丰富,奥利维亚、科伦特尔、约翰逊、威德鲍尔等学者,认识到加强患者的健康教育以及让患者保持生理和心理平衡的重要意义。至此,近代护理心理学在南丁格尔的引导下,步入比较自觉、清晰的科学发展阶段。

之后,护理心理学进入了快速发展的阶段。1955 年美国护理学者提出护理程序的概念,1961 年一些学者开始在护理教育和临床实践中应用护理程序,护理理论家马塔·罗杰斯,提出了"人是一个整体"的观点,同时新的医学模式——生物—心理—社会医学模式的产生,使人作为一个生物、心理、社会的有机整体的观点进一步强化,导致护理的指导思想从以疾病为中心转向以患者为中心,倡导实施身心一体的整体护理。1980 年,美国护理学会将护理的概念定义为:护理是诊断和处理人类对现存的或潜在的健康问题反应的一门科学。这里提到的健康问题涉及心理、生理、社会、环境、经济、伦理、法律等方面,护理实践迫切需要心理学理论和技术的指导,护理心理学迎来了快速发展的历史机遇。1997 年世界卫生组织提出"2000 年人人享有卫生保健"的口号,使"以人的健康为中心"成为护理工作的指导思想。

为了提高护理专业人才适应人类健康事业蓬勃发展所需要的能力,一些发达国家和地区在逐步普及高等护理教育的同时，根据现代护理人才的培养目标，对专业教育的课程设置及人才的知识结构进行了大幅度调整，特别强调护士应具有丰富的人文学科知识（包括心理学在内）。一些发达国家的护理教育的课程设置已显著增加了心理学课程的比重。如英国的三年制护理教育，根据体系的要求，无论是在公共基础课学习阶段，还是在专业理论课学习阶段，都十分重视心理学、安慰艺术学等课程的学习，如此安排是为了达到培养具有临床心理护理和生活护理等能力的实用型护士的目的。在法国的护校课程中，除专业知识外，人文科学占有相当大的比重，如心理学、社会医学、行为学等。在美国四年制本科护理教育的课程计划中，平均每年有近百学时的心理学课程内容，包括普通心理学、发展心理学、生理心理学、社会心理学、变态心理学、临床心理治疗学等，课程中特别强调护患关系及治疗性沟通对患者身心康复的重要性及护士的沟通技能训练。

目前国外较常应用于临床心理护理的心理治疗方法有支持性心理治疗、认知行为疗法、松弛训练法、音乐疗法等。

此外，运用量性研究揭示患者及家属的心理特点及变化规律，了解心理干预策略和心理护理的效果，在国外护理心理学研究中历来非常盛行。而近年来呈现的一个显著特点是质性研究受到护理学界越来越广泛的重视，众多的研究报道采用了质性研究方法，质性研究可以描述和促进对某些人类经验或经历的理解。另外，质性研究更注重对整体的理解，与护理的整体观念是一致的。质性研究强调主观性、个体性、整体性、相对性，重视意义产生的背景、事实的自然活动性以及现象间的相关性。因此，护理整体观念的本质决定了可以运用质性研究的方法去进一步阐释护理现象。例如，其对老年人、慢性疾病患者等的心理问题进行科学研究，均取得了显著效果。这些研究的开展，提高了护理心理学的科学性和实践价值，对学科发展起到了极大的推进作用。

为适应新时代以人的健康为中心的护理教育新模式，许多发达国家和地区的高等护理教育都在课程设置中显著增加了心理学课程的比重，还开设了普通心理学、发展心理学、社会心理学、变态心理学、临床心理治疗学、教育心理学等课程，以培养能满足人类健康需求的护理专业人才。

（二）我国心理护理学的发展

1. "护理心理学"必修课地位的确立

从 20 世纪 80 年代初，我国先后在中专、大专、本科护理专业课程中，将护理心理学设为必修课，并出版发行了护理心理教材和专著。

2. 国内最高水平学术机构的建立

1995 年 11 月，随着中国心理卫生协会护理心理专业委员会在北京宣告正式成立，国内终于有了护理心理学领域最高层次的学术机构，这也标志着我国护理心理学的学科建设从此进入了一个新的历史时期。在此之前，一些省、自治区、直辖市的护理学分会，就已经成立了相应的学术组织。解放军的护理专业委员会也设有教育心理组，其先后在各自的辖区范围内组织了一些护理心理学的学术交流活动。正是这些基层学术团体的辛勤努力，为我国当今护理心理学的发展，奠定了坚实的组织和理论基础。

3. 护理心理学科学研究的广泛开展

临床护理工作者及护理专业院校教师开展了大量临床护理的应用研究，探索护理心理学的共性规律和个性特征。此外，对心理护理诊断、心理护理程序、心理护理评估体系及护士的职业心理素质的培养的研究也得到进一步关注。临床常用心理评定量表的应用成为当前护理心理学研究的热点。心理评定量表在心理护理评估中的广泛应用，使临床心理护理工作和理论研究更加快速和简便，研究结论更具有科学性，用客观量化代替主观评价，并借此作为制定干预对策的依据。关注干预质量和效果，已成为我国临床心理护理的一个发展方向。近年来，护理工作者在国内期刊上，如在《中华行为医学与脑科学杂志》《中国心理卫生杂志》《中国临床心理学杂志》《中国健康教育》《中华护理杂志》《中国实用护理杂志》《护理学杂志》《护理研究》等上发表了护理心理学领域的学术论文 2 万多篇，有力推动了护理心理学的发展与临床应用。

4. 护理心理学在临床上的广泛应用

随着医学模式的转变，护理心理学的地位和作用日益突出，广大临床护理人员积极探究心理护理方法，根据患者的人格心理特征、对疾病的反应和承受能力、社会角色和社会经历的不同，广泛采取了针对不同的个体实施个性化心理护理的措施，这在提高心理干预质量和效果的同时，有效地推动了我国心理护理事业的发展。

在实际工作中，部分护理人员仅局限于一般的宣教式心理护理，缺乏具体的、有针对性的心理护理措施，对患者的心理问题也缺乏动态研究。但值得欣喜的是，我国护理人员对心理护理重要性的认识已越来越深刻。他们强烈渴望提高心理学知识水平和心理护理技能。众多的护理心理学教育工作者也在积极探索，寻求教学改革之路。临床护理管理者和护理人员也在探索临床心理护理的工作模式创新和心理护理的方法创新。随着社会的发展、人类的进步和人类健康意识的加强，护理心理学在构建独特的理论体系、明确学科发展目标的过程中会逐渐走向成熟。

三、我国护理心理学发展前景展望

护理心理学的发展将紧随现代护理学的大趋势。现代护理学发展的大趋势主要体现在以下几个方面：科学地位更巩固、实践范围更广阔、工作对象更广泛、工作方法更规范、职业职能更突出。通过现代护理学的发展趋势，以及对护理心理学历史和现状的分析，便可预测护理心理学的发展前景。

（一）学科理论体系从一般组合型走向独特综合型

当年 20 多个版本的护理心理学教材内容主要由普通心理学基本知识、医学心理学基础理论、临床心理学护理论述三部分组合而成，有的教材结构欠严谨，理论与实践脱节，缺乏护理专业特色，显示出当时的护理心理学的学科理论体系尚不健全。今后，我们应逐步构建适用于护理专业的护理心理学理论体系，逐渐淘汰组合型、堆砌式的护理心理学教材，根据不同层次人才培养目标，借鉴和吸收心理学理论与方法，与现代护理学的理论及临床应用模式相互融合，创建护理心理学的综合独特学科体系。

（二）学科研究方法从一般描述型走向实验论证型

我们应积极开展实验论证型的研究，使客观、科学、量化的研究工具和方法为广大护理人员所掌握，以定量研究逐步取代经验之谈及主观性研究，让护理心理学的研究成果为保持和促进人类身心健康服务。

（三）学科研究领域从局限单一型走向开阔多元化

在临床护理实践中，有许多心理学问题亟待探索，例如，护理过程中人际关系对患者的间接和直接作用的研究，护士职业心态对患者心理活动的影响，护士职业心理素质与护士身心健康及工作效率的相关性研究，健康人群身心的潜在危机的心理干预，等等，都可以围绕护理心理学研究的总体目标而展开。只有把学术研究不断引向多元化，才能推进本学科迈向新的台阶。

（四）合理的学科人才梯队将逐渐形成

我国已形成了一支护理心理学专业人才队伍，但高层次骨干人才队伍较薄弱。目前仅有个别学校开展了护理心理学研究生层次教育，规模有待扩大，以培养更多的学术骨干，促使本学科人才队伍尽快成熟与发展。

（五）临床应用模式从经验体会型走向科学规范型

只有逐步改善目前临床心理护理中以个人实践经验为主导的各自为政的状况，将个别成功经验上升到理论高度，加以认识并揭示其本质，建立科学、规范的临床应用模式，并制定相应的效果评定标准，才能总结推广具有科学规律的先进模式，才能使我国护理心理学的临床实践走出科学发展的低谷。

第二章　心理护理

古语有云："善医者，必先医其心，而后医其身。"随着医学模式的转变和整体护理观的确立，心理护理在医疗护理工作中的地位和作用日益突出。努力学习心理护理理论，掌握心理护理技能，是做好心理护理工作的基础。

第一节　概　述

心理护理是护理心理学一个重要的组成部分，是护理心理学理论及方法在临床护理工作中的具体体现，是运用于护理领域的独特概念。心理护理这个概念，是随着现代医学模式的转变，以"心身医学、心理治疗"等一些医学心理学的基本概念为先导，衍生、发展而来的，它已成为现代护理模式的核心概念。心理护理虽然也强调运用心理学的理论和方法，但它更要求应用时紧密切合护理专业的临床实际，充分发挥护士与患者接触最密切的职业优势，致力于研究和解决患者心理问题，为患者营造有利于身心健康的良好氛围。

一、心理护理的目的

人在患病后，社会角色的转变及住院后环境的改变都会使患者产生特有的心理需求和反应。护理人员要在与患者交往过程中，通过良好的言语、表情、态度和行为，去影响患者的感受认识，改变其心理状态和行为。

具体说来，心理护理的目的主要在于：①解除患者对疾病的紧张、焦虑、悲观、抑郁的情绪，调动其主观能动性，帮助患者树立战胜疾病的信心；②协助患者适应新的社会角色和生活环境；③帮助患者建立新的人际关系，特别是医患关系、护患关系、患者之间的关系，以适应新的社会环境。

二、心理护理的原则

（一）爱护和尊重原则

患者在患病后，会把注意力从社会生活转向自身与疾病，加之个人活动减少，环境改变，自我感受性增强，容易变得自卑、敏感。因此关心、体谅、爱护、尊重患者，密切护患关系，使其产生愉快情绪，增强战胜疾病的信心，是搞好心理护理的基本前提。

（二）满足心理需要原则

患者大多有不同程度的消极情绪，如悲伤、抑郁、紧张、愤怒等。这些往往与患者心理需要得不到满足有关。患者的需要大多较直接，且比较迫切，加之其容忍挫折能力减弱，需要得不到满足就会产生消极情绪，影响身体的康复，使病情加重，并影响心理，从而产生恶性循环。一般患者的基本心理需要大致可归纳为：①明确诊断；②较好的医治水平和条件；③安全感；④舒适感；⑤适宜的刺激（怕孤独）；⑥整洁；⑦关怀和爱护；⑧饮食和营养；⑨充足睡眠；⑩社会信息（不愿与世隔绝）。

（三）针对性原则

心理护理不能千篇一律，对不同的个体（文化层次、思想水平、性格气质、年龄状况、心理反应特征）、疾病（疾病种类、患病的长短、病程进展、疗效状况）和环境，要采取不同的方法。

（四）治疗性原则

实施心理护理，必须符合患者对治疗疾病、恢复健康的迫切要求，必须与治疗措施紧密配合，绝不允许出现任何有损于患者身心健康和有悖于治疗原则与目的的心理护理措施。

（五）抓主要矛盾原则

在医护过程中如果不分先后主次，尽管处理了许多临床表现但最根本的发病原因却没有消除，患者仍然不会痊愈和康复。在疾病的急性期，其症状和体征虽然为"标"，却是主要矛盾，应首先采取恰当有力的医护措施缓解症状，争取治疗护理时间。而在疾病的缓解期，症状体征这个"标"已经下降为次要矛盾，其主要矛盾是解除病因和消除病理变化。所以，医护人员应根据患者患病的不同阶段及其具体情况灵活掌握，恰当处理。

（六）共同参与原则

患者是社会的一员，因此，心理护理不仅仅是护理人员、医生的工作，家庭所有成员，包括同事和朋友，都要积极参与，才能取得良好效果。

三、心理护理的特点

心理护理具有以下特点。

（一）普遍性

心理护理贯穿于护理活动的全过程，在任何护理活动中都可以包含心理护理的原则、内容及方法；其对象、内容广泛，实施手段多样，都能说明其普遍性。

（二）目标性

实施心理护理时，每位护理人员都要针对目标采取必要的护理措施。

（三）科学性

心理护理是护士应用护理心理学的知识及技巧，对患者实施的一系列的科学的、系统的、具体的、量化的动态护理过程。

（四）个体性

心理护理需要根据患者的不同的年龄、性别、籍贯、民族生活习惯、社会文化背景、职业及经历、心理状态，采用不同心理护理措施，以最大限度地影响患者的心理活动，使患者早日康复，体现了以人的健康为中心的个体性护理原则。

（五）复杂性

心理护理需要护士综合利用护理心理学的知识，根据不同的服务对象的心理需要，采用灵活的心理护理措施对患者实施心理护理。

（六）前瞻性

护士每天要面对许多不同的患者，这些患者的年龄、职业、个性等均有所不同，但作为一个集生物和社会特征为一体的人，有许多心理问题是可以预见的。

四、心理护理的方法

（一）语言温暖法

俗话说，"良言一句三冬暖，恶语伤人六月寒"。患者入院，最先接触的就是护士，最先对患者产生影响的是护士的表情和语言。护士以热情的态度、文明礼貌的语言对待患者，才能从心理上对患者产生良性刺激。护理人员的语言既可以治病，也可以致病。护士运用语言温暖法进行心理护理，一是要注意语言的"温度"，把爱心用在对每一个患者的尊重和爱护上，做到待患者如亲人，以春风般的语言温暖每个患者的心；二是要加强语言基本功训练，加强日常语言的修养，讲究"语言美"，坚决克服说话中的直、快、高、粗、脏、硬等现象；三是要善于抓住各类患者的特点，"一把钥匙开一把锁"，使自己的语言尽量适应患者的"口味"，产生良性刺激；四是要把握好语言的"分寸"，善于适应患者的心境，注意掌握使用语言的场合，禁止致病性语言、刺激性语言、粗暴性语言、欺骗性语言和饶舌性语言，提倡礼貌性语言、艺术性语言、安慰性语言、治疗性语言和保护性语言。

使用语言温暖法进行心理护理有三忌。一忌"直言不讳"。患者在接到需要住院治疗的信息后，有的有思想准备，而有的无思想准备，所以护士在与患者交谈透露其病情时，应尽力避开患者的敏感区域，从正面的、向上的、良好的方面向患者进行必要的解释；同时要向患者介绍应注意的事项，应从哪些方面配合治疗。这样交谈，既能满足患者的心理需要，同时又没有过多涉及疾病的危害，因而可以起到稳定患者情绪的作用，对调动患者身体的某些应激机能能够起到良好的作用。二忌"文过饰非"。一般患者对医学知识了解较少，因而一旦得病，其猜测、恐惧、焦虑心理会十分突出，护士在与患者交谈时，要谈用什么精神战胜疾病，用什么方法稳定情绪，可介绍与病情有关的卫生保健常识，否则，会使患者怀疑自己病情加重，加剧紧张心理，造成不必要的心理负担。三忌"语言生硬"。在繁重的护理工作中，护士容易产生一些不良情绪，在与患者的交谈中不能耐心地倾听患者的诉说，这样无疑加重了患者的心理负担，达不到消除患者各种思想顾虑的目的。

另外，护士与患者谈话还应做到：①注视对方的眼睛或面部，以表示尊重对方；②听患者说话时，不要随意发笑，也不要频频点头赞同；③患者正在说话时，护士不要插嘴打断谈话，让患者把话说出来并且说完，他心里才舒畅，然后护士再说一些宽慰性的话，他就会得到最大的心理满足；④遇到有交谈困难的人，要灵活对待；⑤说话时，护士的外部心理表露不要过于丰富，如果面部表情过于丰富，手势过多，动作过大，患者一见就会生畏或生厌；⑥在同患者谈话时，要注意观察其病情，寻查病因，实施治疗；⑦对患者一视同仁、平等对待，这是具有高尚职业道德的表现。

（二）举止影响法

举止影响法是指通过护理人员的行为举动对患者产生正面影响的方法。患者住院后，往往有多种复杂的心情。护士亲切的笑脸，整洁端庄的仪表，娴熟而稳重的护理操作，会使患者感到满意和愉快。护士运用举止影响法，应做到：①态度要和蔼，手势要恰当适度，对患者以礼相待，满腔热情，面带微笑，给患者以亲切感；②仪表要端庄，保持服装整洁，风度优雅，脚步要轻稳，给患者以愉悦感；③操作要认真，动作娴熟，沉着冷静，耐心敏捷，给患者以安宁稳重感；④作风要严谨，在治疗中不随意聊天，不说多余的话，一言一行都要认真扎实，给患者以安全感。

（三）以情感化法

感人心者，莫先乎情。患者是有血有肉有感情的人，情感是护患亲密程度的主要"调节器"。所谓以情感化法，就是指护士以自己的感情去感化患者，把护理工作"人情化"。护士要做到晓之以理，动之以情，把理解患者、尊重患者、关心患者作为心理护理的基本"准绳"。护士对患者要交心、换心、将心比心。

（四）知识熏陶法

知识就是力量。护理人员要以敏捷的思维能力、渊博的知识、较高的文化素养来熏陶患者的思维，校正患者的心理偏差，激发其主观能动性。"给人一杯，己需一缸"，也就是说要有熏陶患者的"本钱"。护理人员应当在掌握一般知识的基础上，努力加强对科学知识的学习，不断丰富头脑，拓宽视野，厚实功底。患者住院后，一个比较普遍的特点是，会因对疾病的恐惧和忧虑而诱发强烈的求知欲。这就要求护理人员做到有问必答，百问不烦，要随时观察患者的思想变化，多宣传保健知识，把心理护理运用到整体护理的各项工作中去。

（五）心理平衡法

患者的心理不平衡，精神就处于失调状态。过分焦虑、紧张、恐惧、悲伤、孤独、高兴、失望等，均会导致一种病态心理，形成一种紧张感或危机感，甚至可能使人出现轻生或伤人行为。护理人员应当掌握各种平衡患者心理的技巧和方法，帮助患者"解扣子""钻出牛角尖""走出死胡同"，在不平衡中求平衡。如青年人受外伤，病情较重或担心可能致残时，其思想准备不够，会产生悲观心理，严重者可能有轻生行为。护士应当在给予其关怀同情，在细心护理的同时，针对患者的心理特点，想方设法地鼓励患者与医护人员配合，以尽可能争取最好的医疗效果，使患者维持心理平衡，防止因心理冲突而出现意外。

（六）区别观察法

英国有句谚语，医务人员应有"一双鹰的眼睛，一颗狮子的胆和一双妇女的手"。其中"一双鹰的眼"就要求医务人员有敏锐的观察力，善于注意微细处，以此来判断患者的需要。患者来自四面八方，他们的性别、年龄、职业、兴趣爱好、文化水平、病情状况、心理素质等各异，既有普遍的心理活动规律，又存在个别差异，即使是同一种疾病的患者，由于其本身的条件和其他因素的影响，也会出现不同的心理特点。因此护士要有的放矢地对患者进行心理护理，通过与患者、亲友病友交谈等形式，观察患者的态度、情绪、表现和生理现象；也可运用座谈会、调查、测验等方式，掌握每个患者的心理状况，以便对症下"药"。

对患者行为的观察也是获得患者心理活动资料的重要来源。护士以本身的感观为工具，对患者言语、表情、动作、姿态、生理反应等有目的、有计划地进行观察，往往能及时察觉患者的情绪波动和心理反应。第一种，对表情动作的观察：表情动作是人类特殊的"情绪语言"，是测量情绪的客观指标之一。表情动作包括：①面部表情，指脸部的表情动作，如高兴时满面笑容，忧虑时愁眉不展，疼痛时咬紧牙关，悲哀时眼睑下垂，困窘或羞愧时面红耳赤；②动作表情，指情绪状态伴随的躯体动作，如烦躁时坐立不安，忧郁时垂头丧气，搓手常表示内心焦虑，跺脚常表示因受挫折而愤怒等；③言语表情，指情绪性的言语声调、音色等，如爽朗的笑声表示愉快，不停地呻吟表示痛苦，喜悦时音调高、言语速度快，悲哀时音调低、言语缓慢，愤怒时语调高、尖且颤抖。第二种，对生理反应的观察：患者的情绪反应不仅表现在表情动作上，而且表现在各种生理反应上，如恐惧时面色苍白、呼吸急促、心率加快、血压升高、口干、出冷汗等，忧郁时常感到胃部不适、食欲减退、四肢无力，焦急时坐立不安、排尿频繁等。

值得注意的是，行为也有一定的"隐瞒性"。有的患者看上去很镇静，实际上很紧张；有的患者外表并不激动，实际上脾气很暴躁；有的患者表面很冷静，实际上十分忧虑。所以在观察过程中，护士应格外细心，以获得准确的资料。

（七）暗示法

暗示法是以某种信息影响患者心理活动的一种特殊方式，是使患者不经逻辑思维判断，而在不知不觉中接受暗示的信息，并由此产生特定的知觉观念、信念情感和行动的方法。暗示的方式多种多样。单就临床而言，护理人员的语言行为、手势、表情等，都可以构成千变万化的暗示方式。

暗示，对疾病来说，和情绪一样，有正反两种作用，它可来自外部环境，也可来自患者自身，即他人暗示和自我暗示。

（八）力量借助法

患者的心理状态往往受家庭亲友和社会因素的影响，因此，面向社会，借助家庭和社会的力量来给患者创造一个良好的外围环境，也是搞好心理护理的一个有效方法。患者亲属的言谈举止、神态表情常直接影响着患者。护理人员应提醒患者亲属无论怎样都应保持沉着冷静、和颜悦色地给患者安慰和鼓励。有些患者尤其是伤病较重的患者，他们住院前后的情绪反差较大，有的可能由一个家庭和社会的主要人物变成家庭和社会的"累赘"，因此他们很关心自己出院后的升学就业、工作调整、工资奖金、身心仪表、恋爱婚姻等问题，如果这些问题处理不当，就会直接影响患者的心理状态。这就要求护理人员针对每个患者的实际情况，及时与其家庭亲友和社会有关单位领导取得联系，希望他们妥善处理好患者的有关问题，在言谈举止上多给一些温暖和关怀。护理人员要帮助患者之间树立互相关心、互相帮助、互相爱护的风气，互相交流战胜疾病的方法和经验。护理人员与患者之间最好能形成"指导合作型"或"共同参与型"的护患关系。

（九）医德感染法

护理人员有优良的职业道德，能够潜移默化地感染患者，使治疗达到预期目的。运用医德感染法，护理人员要做到：①不以任何借口收受患者的礼物，托患者或其亲友为自己办私事；②能为患者办到的事，绝不可哄骗敷衍；③对不服从治疗、无理取闹的患者，不辩论、争吵或发怒训斥；④工作时不说笑、取闹、干私活；⑤尊重患者的人格，不给患者起别号、绰号；⑥不对患者进行任何形式的人身侵犯，尤其是对精神病患者；⑦不随意向无关人员泄露患者的病史、病情等，特别是隐私方面；⑧对异性青年患者，不得超过工作职责范围去过分关心，言行要有节制，防止患者产生杂念和误会；⑨对所有患者要一视同仁；⑩不在患者面前议论医护人员的短处。

（十）环境优化法

一个色调和谐、幽静安谧、空气新鲜、设施整洁并伴有适宜健康的文娱活动的优良环境，能对患者的心理产生良好的影响。护理人员优化环境应做好以下几点：①不高声喧哗，不穿硬底鞋，尽量减轻噪音；②禁止患者吸烟，监督探视者不在病房内吸烟；③保持洗漱室、厕所等处的卫生，必要时点蚊香或洒香水，以改善病室内的气味；④搞好病室花草的设置；⑤指导患者阅读文学作品，为患者提供音乐和美术作品欣赏，组织患者看电视，以陶冶患者的情操；⑥病房应保持阳光充足、空气新鲜、整齐清洁。

（十一）情绪调整法

情绪对患者的身心健康影响极大。情绪反应可受性格特征、自我评价等内因和社会环境、工作条件、人际关系等外因的影响。只有掌握这些因素，才能有的放矢地进行情绪调整。护理人员运用情绪调整法的具体方法有：①维护患者的自尊心，良好的护患关系应建立在信任中；②利用语言引导患者的观念转移，护理人员言语有解惑的功能，它可使患者思考，然后站在新的境界看待原来的问题；③利用患者的交叉影响改变其思想角度，通过患者之间较多的接触，使其获得处理问题的方法和知识，从而改变其原来的思维方式，这种方法自然，易被患者接受；④让患者体会新知识所带来的愉快的体验，也是一种自我肯定，可使患者从中得到社会和他人的信任，得到对他人宽容和忍耐的力量，从而减少紧张的情绪，提高应付环境的能力；⑤适当改变患者的情绪与外部环境，调整环境因素，可防止负性反馈；⑥间接强化，以间接赞赏患者来提高他对新知识和行为方式的自信。

第二节　心理护理的主要功能

仅从心理护理的定义来看，可认为它主要实施于临床护理过程，以促进患者的身心健康为目的。但心理护理的实际功能来看，它并非只局限在临床护理实践中，它更重要的功能还体现在以下几个方面。

一、心理护理践行现代医学模式

近年来，"生物—心理—社会"的现代医学模式在医学领域中引起的深刻变革，不仅动摇了长时期一直沿用的传统的生物医学模式的垄断地位，而且以其令人信服的、极其丰富的临床实践揭示了当代人类疾病发生、发展及转归的本质规律，显示了学科紧随时代发展的强大生命力。

护理学与医学之间不可分割的内在联系，决定了两者在临床应用模式上的一致性。在现代医学模式日益深入临床实践之时，整体护理、身心护理等现代护理模式也相继推出，其中最核心的内涵就是要加强心理护理，较好地处理护理全过程中患者因疾病等因素所产生的各类心理问题。正如南丁格尔所指出的"护理工作的对象，不是冷冰冰的石头、木块或纸张，而是具有热血和生命的人类"，每一个丧失健康的患者，不仅在疾病缠身时会伴随着心理上的重负，而且在大病初愈时仍常常承受着心有余悸的困扰。因此，现代临床护理工作的职责，既包括解除患者肉体上的病痛，也包括帮助患者进行心理上的康复，倘若没有心理护理，便无法使患者实现真正意义上的身心康复。心理护理的深入开展，是现代护理学完整内涵的体现，是对现代护理学模式的充实和完善，也是防治人类心身疾病的一道不可缺少的重要屏障。

二、心理护理满足人类健康需求

在人类社会不断进步，科学科技飞速发展的今天，人类社会的健康需求亦随之发生了质的变化。世界卫生组织提出的健康新定义已被人们普遍接受，"健康的一半是心理健康"的健康新观念几乎家喻户晓，人们不再只是满足"年逾古稀"，而是更注重有生之年的健康水准和生活质量。人们在渴望长寿的同时，更需要活得健康、充实，以期使自己的潜能得到最充分的开发。

但与此同时，高速发展的现代化社会使得人类的疾病谱、死亡谱发生了很大的改变，社会、心理因素对人类的健康造成的威胁日渐增大，心身疾病的发病率呈明显上升趋势。

高速发展的现代化社会，一方面给人类带来了增进健康、延年益寿的物质条件，如从诊治疾病的先进技术、设施，到抢救生命的发达交通工具，以及都市空气净化等装置，无一不为提高人们的生活质量形成了有力保障；另一方面也给人类带来了损害健康、导致身心失衡的心理压力，如激烈的社会竞争、紧张的生活节奏、复杂的人际关系等，无一不对人们的身心健康造成不同程度的威胁。心身疾病的综合性流行病学调查提示，社会的现代化程度越高，心理健康水平对人们的整体健康质量影响越大。

　　然而，人的社会属性及时代的变迁更突显了当今社会心理因素对人们健康及疾病的影响。因此，越来越多的人把建立心理支持作为自己保持健康的要诀，当他们因各类社会生活事件而发生精神上的危机，出现心理上的失衡，产生社会适应性不良时，就会主动向卫生保健机构寻求心理的慰藉。心理咨询、心理治疗、心理护理等，正是为了最大程度地满足人类健康的发展需求应运而生的。

　　当今人类健康需求的改变，也使护士职业的社会职能得到了显著增强。作为人类健康的维护者，护士不仅要帮助患者恢复健康，而且还要使正常人保持健康。广泛深入地开展心理护理，就是要求护理工作者能为不同职业群体、不同年龄阶段的人们提供维护身心健康所必需的心理干预措施，以提高全民族的心理健康水平和对高速发展的现代化社会的适应能力。优化人口素质，减少心身疾病，努力满足人类健康事业日益增长的发展需求，这是时代赋予护理学科的责任。

三、心理护理促进护理优质服务

　　此功能是针对具体到护理工作的临床实践而言的。医学模式的转变，健康观念的更新，必然导致护理体制的变革。20 世纪 60 年代以来，护理学家倡导的责任制护理、系统化整体护理等，以其对患者实施整体的身心护理的崭新模式，向长期以来一直沿用的"以疾病护理为中心"的功能制护理提出了挑战。很快，责任制护理便以其先进性、科学性、合理性等优势，在发达国家和地区逐步取代了落后的传统护理体制。责任制护理的推出，极大地丰富了当今护理工作的内涵，护士不再只是机械地执行医嘱，每天忙碌于应付繁杂的事物；护士必须参与患者身心修复的全过程，为患者提供一切必要的身心健康指导。责任制护理从 20 世纪 80 年代被我国引进，被视为护理战线上的一场革命。护理体制变革的本质，在于将以往"以疾病为中心"的模式转变为"以患者为中心""一切为了患者"的职业宗旨，对护士的职业心理素质提出了更高的要求，也使"为患者实施良好的心理护理"成为新体制的核心内容。

　　从我国开展责任制护理多年的实践来看，新体制的优越性的确得到了全方位的展现。如传统护理模式中易起冲突的护患关系、医护关系等均在新型模式中得到了较明显的改善，护士在为患者提供全身心护理的同时，自身的职业价值也较前有了显著提高。无疑，责任制护理既受到了广大患者的普遍欢迎，也赢得了护理界的广泛认同。然而，责任制护理在全国推广的前提，则是需拥有充足的人力资源及专业人才，具有更新的知识结构。

　　考虑国情，在护理体制的变革上不搞盲目引进和强制推行，这在宏观决策上显然是明智之举。但这并不意味着我国护理界要坐等条件成熟，即使在责任制护理暂时无法全面取代功能制护理之时，若能通过在临床护理工作中突出强调心理护理，同样可以体现新型体制的实质，以弥补传统体制的不足，进而使现行护理体制达到某种程度的优化。心理护理在临床日益广泛、深入地开展，必将有力地促进护士队伍知识结构的更新，推动护理工作质量的腾飞，进而奠定护理体制变革的坚实基础。

四、心理护理体现学科发展特色

特色乃独立学科之命脉，任何学科的发展，总与其专业特色的形成密不可分。随着时代发展，护理学科已从昔日医学的二级分支学科上升为今日的一级学科，这无疑是本学科发展的良好契机。然而其形势并不容乐观，起点低、底子薄的护理学科，能否尽快地建立起足以支撑自己在强大的学科之林中稳固地位的基石，关键在于能否开拓和形成独具一格的专业特色。护理学科学术地位的提高，尚有赖于自身多方向、多层次、多学说地拓展学科体系。心理护理，则属于能体现护理学科发展特色的一个重要领域。在当今人类健康需求极大增长之时，可为人们提供优质健康服务的心理护理将为广大护士施展才能提供更广阔的天地。

护理学既已成为与临床医学相并列的独立学科，就必须在与临床医学密切合作的同时，展现其区别于临床医学的独特之处。因为护理学与临床医学之间，既有共同的工作对象，又有不同的研究重点。比如护士可不必像医生那样，对专科疾病的病因病理等复杂机制，花较多的时间做深入探究，却有必要腾出一些精力和时间来拓宽自己的知识面，以便更好地掌握患者在疾病状态下心理反应的一些规律，进而研究如何控制那些影响患者康复的消极心理活动，如何帮助患者在疾病过程中获得并保持良好身心状态。再如护士拥有比医生更多的接触患者的客观优势，可通过建立良好的护患关系为患者提供有效的心理支持；易采用观察、访谈、调查等方法，较全面、较系统地为患者实施必要的心理干预。此外护士应很好地把握医学发展动态，紧紧抓住当前临床医学领域对解决患者心理问题需求强烈的良好契机，在广泛深入地开展心理护理临床实践的同时，还需积极探索并建立心理护理的理论体系，研制客观、量化的心理测试工具和可操作性的规范化应用模式等。

把心理护理学作为学科发展的重要组成，将有力地推动临床护理科研的普遍开展，促进临床护理质量的全面优化，还可能实现学科建设的新突破。当医护人员共同面对患者时，假若主管医生侧重医治其躯体病痛、责任护士侧重纠正其心理失衡，他们彼此合作，互相依存，此时的医护关系将是一种更协调、更密切的伙伴关系。

五、心理护理强化护士职业心态

人的社会属性，决定了每个人都具有"自我实现"的心理需要。人生而在世，谁都希望自己能有所作为，且最大的心愿莫过于能充分体现自身的社会价值——享有崇高的职业荣誉感。从事某种职业的个体，往往根据社会及公众对自己所从事职业的社会地位的评价，产生相应的职业心态。一般来说，获得较高社会评价的职业人群，大多拥有积极的职业心态；得不到较高社会评价的职业人群，其职业心态往往不够稳定。

护士的职业心态，长期以来一直备受护理学界的关注，护理教育、管理部门始终把优化护士职业心态作为人才培养的重要目标。我国护士的职业心态，主要受到两方面的影响。一方面，其受社会评价的影响。当护士的职业价值得到社会的充分认可和尊重时，护士便相应地产生积极的职业心态；当护士的职业道德被传统习俗或社会偏见所误解时，护士则易出现消极的职业心态。另一方面，其受职业特殊环境、经历等影响。若护士个体能较好地适应职业角色的要求，就易获得良好的职业心态；若护士个体难以适应职业角色的需求，就可能被不良职业心态所左右。

真正具有良好职业心态的护士个体，才会对自己所从事的职业倾注满腔热情，才能出色地胜任职业角色，才能实实在在地拥有社会给予自己的热情赞扬或回报。当一个护士以博爱的胸怀和卓有成效的工作业绩获得众人的赞誉和尊重时，其就会为自己所从事的职业而倍感骄傲和自豪，其就会在职业角色的扮演中保持愉悦的主导心境，不断用更高的标准完善自己的职业行为。

六、心理护理完善护士人格结构

心理护理除了有助于护士形成良好的职业心态、促进护理工作质量的全面优化以外，还可对健全护士的个体人格发挥积极作用，这是由护士的个体人格与角色人格之间的密不可分的内在联系所决定的。一方面，个体人格是角色人格的基础，护士个体人格的基本结构必然影响其角色人格的形成和发展。另一方面，角色人格是个体人格的升华，它反过来影响、约束甚至改变个体人格的某些特质的同时，进一步丰富和扩展个体的人格结构。

临床心理护理的广泛实施，对护士的职业角色行为提出了更具体的要求，如护士对患者要有温馨的职业微笑、得体的举止言谈、出色的人际沟通技巧等角色人格特征，对发展和完善护士的个体人格大有裨益。例如，面对因病情而心理失衡甚至喜怒无常的患者，能善解人意地始终把温馨微笑带给患者的护士，其开朗豁达的职业胸襟，同时也为自己铺就了人生旅程的一条坦途，她可以让良好心境成为自己人生的主宰。又如，那些长期置身于急症救治的紧张情境中的护士，常常在面对急危重患者的强烈恐惧及患者亲属的惊慌失措时，依然能沉着冷静、紧张有序地应付自如，久而久之，其由职业角色所强化的处惊不乱、镇定自若的稳健风格，便是自己心理承受能力增强的充分体现，将有助其日后恰当地应对各种突发性事件。再如，在与成分复杂、性格各异的患者人群交往中，既能与各类患者建立良好人际关系，又能较好地协调患者间相互关系的护士，其在职业环境中学习和掌握的人际沟通技能，将有助于其在自己人生各个阶段，去营造最有利于自身发展的和谐人际氛围。总之，贯穿于心理护理中的职业心理素质，对护士的个体人格发展有着潜移默化的作用，一个具有良好职业心理素质的护士，其个体人格结构必然深深刻上良好职业角色人格的烙印。

此外，护士终日面对的职业环境，犹如一个浓缩的社会大课堂。在这个大课堂里，善于学习的护士，大多可以通过与患者的同忧共乐，直接或间接地经历人生体验，积累大量的生活阅历，从而使自己在人生历程中多几分成熟，少几道坎，甚至终身受益。

综上所述，实施心理护理绝不只是患者受益，更不单是强加给护士的工作任务，心理护理的功用具有双向性，在护士与患者的互动过程中，护患双方都受益匪浅。可以预测，随着心理护理工作的不断深入，它在人类健康事业和现代护理学科的发展进程中的地位将更加重要。

第三节 心理护理的研究方法与效果评价

心理护理的研究方法与效果评价，即围绕护理心理学展开的研究。

一、心理护理的研究方法

（一）心理学方法论原则

该方法论原则，与临床常用的生物学方法论、物理学方法论等有本质的差别，心理学方法论是护理心理学研究需遵循的首要原则。

护理心理学强调把护理实践中个体与群体相关的心理学问题作为研究的基本任务；注重研究个体的心理状态与特征，以确定群体的心理特点与性质。

（二）比较文化的方法论原则

该方法论原则是任何具有心理学属性的学科理论体系中的重要组成部分。它强调对人的社会心理现象进行比较文化的研究，以揭示各种文化对人的心理活动的制约因素，并分析出个体心理差异的文化根源。因此，比较文化研究成果多具有普遍意义，也便于向实践领域推广。比较文化研究，强调以下三个原则。

1. 侧重于人们的身心健康

护理心理学的比较文化研究必须紧紧围绕着有益于人们身心健康的主题。如对患者心理问题的比较文化研究，应侧重其性格类型方面的差异，了解人们情绪表现、行为方式的各自特征以及对其自身健康的影响等一般规律。

2. 着眼于明确的实践意义

护理心理学研究必须充分考虑我国具有幅员辽阔、民族众多、地区差异显著等特点，注重研究的目的性及实用性。如长期在少数民族区域工作的护士，可根据当地少数民族患者的心理特点进行相关的比较文化研究，以掌握不同民族患者心理活动的异同，并使研究结果在少数民族区域有一定的推广意义。

3. 立足于公正的衡量标准

第一，研究的内容和性质。如测验、研究所使用的文字必须为所有参加测试者同等熟悉，确保统一的衡量标准。有学者认为，我国实施心理测验，使用阿拉伯数字材料易形成公正的衡量标准。

第二，研究的实施方式。研究使用的指导语必须统一，防止出现多种解释或不同理解，避免人为因素造成的结果差异。

第三，研究结果的解释。研究者不宜对测验结果做出随意评判，避免得出片面、武断的结论。

（三）护理心理学研究的伦理学原则

心理学应用研究与临床医学研究最显著的不同是，其很难像药物毒性试验那样，用动物的实验结果类推到人；对动物心理活动的研究，无法解释人的心理现象。因此，护理心理学研究必须恪守以下伦理学原则。

第一，无损于被研究者的身心健康。其最首要的伦理学原则，是无损于被研究者的身心健康。研究过程中，不允许人为地对被试者施以惊恐、忧伤等不良情绪刺激，避免使用易致被试者疲惫或不快的研究程序。

第二，奉行"被试自愿"的原则，不强求被试者参与实验。若研究中途被试者要求中止合作，研究者应从维护被试者的个人权利出发，尊重其选择。

第三，不泄露被研究者的个人隐私。研究者有责任对被试者的个人资料实行严格的保密原则，未经被试本人允许，不得将其任何资料公之于众。若有关资料确需反映在研究报告中，必须隐去真实姓名，或将个体完整的原始资料分解处理。护理心理学研究经常涉及一些个体心理素质的测评结果，如人生信仰、生活态度等，研究者必须对被试者的个人隐私终身保密。

二、心理护理的效果评价

评价的目的是评价康复对象对护理措施的反应，判断心理护理是否有效，是否达到预期目标。评价是反馈结果的过程。计划实施后要了解实施的效果，并应用反馈过程检验原护理计划的可行性及效果，并在评价的基础上进行必要的修改及补充，包括患者的心理状况有何变化，已经达到哪些护理目标，解决了哪些问题。对那些未达到的目标和未解决的问题，可将其作为信息，反馈于新的护理程序之中，直到目标达成。

评价一般分为以下步骤。

第一步，比较护理效果与预期结果。收集康复对象目前的心理信息，与所期待的预期目标相比较，准确地判断问题是否已经解决及解决到何种程度，衡量预期目标是否实现。评价标准的确立一般要求以护理目标为指导，制定切实可行的量化评价标准。

第二步，总结评价结果。总结心理护理的效果情况，评价结果可能会出现以下情况：第一种，患者的心理问题完全解决，心理需要得到了满足，护理目标全部达到；第二种，患者的心理问题部分解决，护理目标部分达到；第三种，患者的心理问题完全没有解决，护理目标完全没有达到；第四种，患者出现了新的心理问题。

第三步，分析未完成的护理计划的原因，重新评估。对未完成的或部分完成的护理目标，护士应分析其原因，一般可从以下几方面进行分析：预期目标是否切合实际，期望值是否过高；护理措施设计是否得当，执行是否有效；患者病情是否发生了较大变化；护患关系是否协调；患者是否合作；护理资源是否充足。

常见的原因：患者的资料收集不充分，评估不全面；患者的心理护理目标不切合实际，或心理护理目标太模糊笼统；选择的心理护理措施不恰当、不科学，不符合患者的情况；患者不接受心理护理措施，或护士没有知识及能力实施该项护理措施；选择的评价方式有误，不能完全反映及评价心理护理的效果；患者出现了新的心理问题。

护士可根据评价结果，重新评估患者的状态，收集有关的资料，根据收集的资料，及时修订护理计划，然后再实施，评价结果，即开始新一轮的护理程序，从而保证患者的心理问题得到满意的解决。

第四节　心理护理的作用及前景

一、心理护理的作用

护理学从以疾病为中心发展到现代护理学以人的健康为中心，与心理学之间的关系越来越密切。我国护士的工作领域主要是在医院，以照顾患者和技术性操作为主要任务，为危重患者提供高质量、高技术的护理。随着医学模式的转变以及护理专业的发展，护理人员将成为初级卫生保健和健康教育的主要力量，是医生和其他保健人员的平等合作者。这就要求护理人员需要具备及时发现护理对象的身心变化，为患者提供心理支持，为患者及家属提供健康教育，并与之有效沟通的专业能力。

（一）适应医学模式的转变

在生物医学模式时代，医务人员将注意力局限于疾病本身，没有把患者看成有血有肉、有思想、有感情、容易受周围环境影响的社会化的人，忽略了由此引起的患者的各种心理变化，也没有注意由此产生的患者及其亲属生活质量方面的改变。随着物质文明的发展，人们对这种忽略人性的"工匠化"对待越来越不满意。在"生物—心理—社会"这种新的医学模式的影响下，护理也从单纯的疾病护理转变为对整体的人的护理，即把人视为有心理活动和社会属性的生物机体来实施护理。

（二）改善护患关系

护患关系是临床护理的核心问题，也是各种护理活动的基础。由于高新技术和新设备在临床上的广泛应用，护患之间的交流被冰冷的机器所阻隔，严重制约了护患之间的交流。因此社会和护理专家一再呼吁在医院硬件和软件建设中要倾注更多的人文关怀，加强双方的人际交往和医疗互动，改善护患关系。

（三）评估和干预心理问题

从有关分类的情况看，有三分之二的护理诊断属于心理方面的范畴。心理问题和心理障碍已经成为现代护理的主要对象。在患者心理问题的估计和诊断中，心理评估的访谈技术、心理测验和评定量表等都是不可缺少的定量和定性技术。心理咨询和各种心理治疗技术是心理干预和健康教育中经常应用的有效措施。因此，临床心理护理技术为心理护理实践提供了有效的技术支持。

（四）促进健康教育

据分析，目前在人类死亡的前 10 种病因中，约有半数直接或间接与个人不良行为习惯、不健康的生活方式有关，如吸烟、酗酒、药物滥用、过量饮食与肥胖、缺乏运动等。掌握护理心理学知识能够促进健康教育，教会人们通过改变不良行为方式、有效调节情绪来预防疾病，真正实施以人的健康为中心的护理。

（五）改善和提高整体护理工作的质量

心理护理是整体护理的核心。临床实践证明，个体的心理状态对其自身健康具有决定性的影响。护理人员可通过对患者进行心理支持、心理咨询及心理健康教育等措施实现对患者的整体护理。护理人员可通过学习心理学知识理解患者的特殊行为方式；通过护患沟通获得患者的准确信息，提高干预效果；通过掌握不同年龄、性别和患不同疾病的患者的心理特征制订适当的护理计划，取得事半功倍的效果，从而提高整体护理水平。

二、心理护理的前景

（一）支撑人类健康事业

现代社会高速发展，心理压力对人们健康的困扰更为突出，如精神疾病、心理压力等所致社会生活事件增多，与社会心理因素密切相关的心脑血管疾病、肿瘤等发病率大大增高且发病年龄显著提前。社会发展和生活节奏的任何变化，都可能对个体身心健康造成直接威胁，均需要卫生保健事业的提前干预。心理护理的理论研究与实践探索，都应充分体现其对人类健康事业的不可或缺的支撑作用，既突出专业特色，又与其他学科协同合作，更多地为维护人类身心健康提供服务。

（二）紧扣现代护理学而发展

作为现代护理学的支柱学科之一，心理护理必须紧随现代护理学发展，其主要有以下五大趋势。

1. 科学地位更巩固

现代护理学是现代科学体系中的综合自然科学和社会科学知识，是独立地服务于人类健康的应用科学。

2. 实践范围更广阔

护理实践领域不断扩大，将扩展至有人生存的每个角落，根据人群需要开设不同类型、性质的医院。

3. 工作对象更广泛

护理范畴从患者群扩展到健康人群、从疾病过程扩展到疾病预防、从个体健康扩展到群体健康等。

4. 工作方法更规范

在以护理程序为核心的整体护理模式下，护理工作的基本方法将更加科学、系统、规范，建立健全护士法规，明确护士的资格和职责、工作范围、标准等。

5. 职业职能更突出

护理专业将为满足人类健康需求发挥更独特、更重要的社会职能，使每个护士展现"健康守护神"的职业魅力，使全社会认同"护理是与医疗共同服务于人类健康的独立专业"的观念。

第三章　临床心理护理实践

随着医学模式的转变，以护理疾病为中心的功能护理，逐渐被以人和病相结合的整体护理过程所代替。大量的临床观察和实验研究证明："心"与"身"之间存在着生理和病理意义上的关联，心理因素可导致躯体疾病，而躯体疾病又带来心理问题，这就要求临床护理工作既要对病，又要对人，也就是说在做疾病护理的同时做好心理护理。

第一节　临床心理评估

患者心理问题的评估是实施健康教育的首要步骤，其目的是了解被教育者的心理问题特点，为有的放矢地开展健康教育提供依据。

一、自我观念评估

（一）概述

自我观念属于自我意识范畴，即个体对自我存在的感知和评价。换句话说就是个体对自己是怎么看的，或认为别人对自己是怎么看的。自我观念由自我形象、自我期望和自尊组成，它包括认识自己的生理状况（如外形、体形和身体感觉等）、心理特征（如自尊、自信）和自己与他人的关系（如自己在人群中的位置、影响力等）。评估的目的是了解患者对自我的看法，判断有无影响患者自我价值的消极观念，为有针对性地进行健康教育提供依据。

（二）自我观念评估的要点

1. 了解引起自我观念改变的因素，有的放矢地进行评估

临床上能引起自我观念改变的因素多见于对自我形象或功能有影响的疾

病，例如：由疾病或外伤丧失身体某一部分，常见情形为截肢术、乳房切除术、结肠造口术、子宫切除术、肾切除术、喉切除术等；生理功能的丧失或障碍，多见于脑血管意外、冠心病、癌症等；疾病或创伤所致的外貌变化，如烧伤、红斑狼疮、多毛症、牛皮癣等；感知觉或沟通功能缺陷，常见于视听觉障碍、感觉异常、孤独症、口吃、学习障碍等；精神因素或精神疾病，如精神分裂症、抑郁症、酒精依赖等；神经肌肉障碍，如帕金森综合征、脊髓灰质炎、多发性硬化病、脊柱侧凸症等；性发育过程中的问题或生殖系统疾病，如怀孕、流产、性病、不孕症等；成熟因素或偶发危机事件，如衰老、角色转变（结婚、离婚、失业、退休）、丧偶、自然灾害等。

2. 掌握自我观念评估的方法

由于自我观念评估在操作上有一定难度，因此在评估时可依据下列提纲进行：①看受评者的外表是否整洁；②受评者在回答问题时，是否和评价者有目光的交流；③观察受评者与人交往的方式是主动积极的，还是被动的或拒绝与他人交流；④受评者如果是儿童，应观察其行为是活泼的还是退缩的，有无参与谈论自己话题的热情。

3. 采用量表评估

除上述评估要点外，还可以使用标准化的量表进行评估，常用的量表有自我观念量表、自尊量表、自我期望量表等。每种量表都有其特定的适用范围，评价者在使用时应掌握其适用范围和评分标准。

二、认知评估

（一）概述

认知是人们推测和判断客观事物的思维过程。认知反映了个体的思维能力，是人们认识、理解、判断、推理事物的过程，并通过个体的行为和语言表现出来。护士在制订教育计划时要注意用正确的知识和观念影响或改变患者的错误认知，并利用患者的认知特点调动其积极应对疾病的内在潜力，促进其身心健康的恢复和发展。认知评估的内容包括个体的思维过程、思维内容、语言能力及定向力。

（二）认知评估的要点

了解患者对疾病的理解和认识程度，判断有无错误的观念。
观察患者对接受或配合治疗的态度与行为是积极的还是消极的。

了解患者对自己所处环境或境遇的判断、对周围事物的注意力和对语言的理解与表达能力，评价患者有无接受心理教育的能力。

三、情绪、情感评估

（一）概述

情绪和情感是人们对个体的需要是否得到满足而产生的主观体验。对患者而言，焦虑、抑郁是由疾病导致的对个体健康状况和心理功能影响较大的常见情绪。焦虑是正常人和患者在面对危险和威胁时都能体验到的情绪反应，当个体的权利和尊严受到威胁时，人们就会焦虑，其原因主要是对失败的担忧以及对前景未定的担忧。焦虑情绪属于生理性情绪反应，有自限性特点。通常人们的焦虑情绪在两周左右会逐渐减轻或消退，如果个体焦虑情绪反应过重或持续时间过长，则可能发展为病理性焦虑情绪。抑郁是人在失去某种被他重视或追求的东西时所产生的情绪体验。抑郁可以是自限性的，也可以是持续性的。严重的抑郁情绪不仅影响疾病的转归，还有可能使患者产生自杀行为。

（二）焦虑情绪的评估要点

护士应把新入院患者、拟行手术或特殊检查治疗的患者以及一时难以确定诊断的患者作为重点评估的对象。焦虑情绪的评估要点是看患者有无焦虑心境的症状，如紧张、担心、害怕等；有无运动不安的表现，如坐立不安等；有无自主神经紊乱的症状，如心悸、出汗、手脚发凉等；也可采用焦虑自评量表帮助诊断。

（三）抑郁情绪的评估要点

护士可应用抑郁自评量表对抑郁情绪高发的患者进行测量评估，判断患者的抑郁程度和导致抑郁的原因，以便对严重抑郁患者进行早期干预，防止发生自残和自杀等不良事件。

四、患者角色与角色适应评估

（一）概述

患者一入院就无法选择地承担起患者的角色，原来的社会角色被患者角色取代，患者能否承担起患者的角色，对疾病的发展趋势有很大影响。由于患者角色是在患病时由其他角色转化而来的，在住院早期，患者往往会出现角色适应不良。因此，护士应在患者住院时及时进行患者角色评估。

（二）患者角色的评估要点

1. 确定患者是否知道作为患者角色应承担的责任和义务

询问患者是否有脱离或减轻日常生活角色、免除所承担的社会责任和义务的心理准备；是否知道对自己所处的疾病状态无须承担责任，能坦然接受别人的照顾；是否明确自己在住院后应承担的恢复健康的义务和积极寻求治疗、配合治疗的义务。

2. 判断患者有无角色适应不良的反应

常见的适应不良有角色冲突、角色缺失、角色强化和角色消退等。护士在对患者角色适应状态进行评价时，应注意有无影响角色适应的因素，这些因素包括患者的年龄、性别、文化背景、社会职位、家庭背景和经济状况等。年轻人对患者角色相对淡漠，老年人则因体力减弱而容易发生角色强化；女性患者相对容易发生强化、消退、冲突等角色适应不良反应；受教育程度高的人对治疗疾病的进展更为关心；社会职位高的人相对容易出现角色缺失或角色冲突；家庭支持关系强的患者能较顺利地适应患者的角色；经济状况差的人容易产生角色消退、角色缺失。此外，患者角色的适应还与环境、人际关系、病室氛围有直接关系，教育者在评估时应全面分析，综合判断。

五、压力与压力应对评估

（一）概述

压力是内外环境中各种刺激作用于机体时所产生的心理体验。当机体长期处于压力状态时，机体就会产生适应不良的反应，影响疾病转归，或导致心身疾病。因此，教育者应对患者有无压力源和对压力的反应做出评估。

（二）压力源评估

一切使机体产生压力反应的因素均为压力源。教育者应重点评估引起压力的外部环境、内部环境和心理社会环境，判断有无引起患者压力的生活事件，尤其是对患者影响较大的负性生活事件；应注意评估压力源的性质、时间、范围、压力源是突然发生的还是逐渐发生的，也可采用生活事件评定量表进行评估。

（三）压力反应评估

压力反应评估包括压力造成的生理反应、情绪反应和认知反应。对有明显压力源的患者应注意有无压力所造成的躯体不适，是否出现恐惧、焦虑、抑郁、愤怒、失助感等负性情绪，有无感知混乱而出现注意力不集中、记忆力下降、判断力失误及行为失控等认知和行为改变。重点评估个体对压力的感知，压力对个体意味着什么，对家属意味着什么，压力对个体日常生活及基本需要有何影响，压力对个体的自我观念和生活目标有何影响，个体对压力的感知是否切合实际。

（四）压力应对评估

可采用医院压力评定量表和压力应对方式量表判断个体适合采用哪种方式应对压力，重点评估个体在应对压力情形时有无可利用的资源。

六、家庭评估

（一）概述

家庭的情况关系到每个人的社会存在、发展与进步。评估患者的家庭也是评估患者的一部分，只有了解其整个家庭背景才能较全面地对个体做出评价。

（二）家庭评估要点

1. 家庭成员与家庭结构评估

了解家庭成员的数量、文化程度、职业、健康史以及家庭的人口结构和内在结构。家庭人口结构关系到家庭成员间的人际关系、家庭功能的完善程度以及疾病的传播情况。尤其是有家族史和遗传史的疾病，更应做好家庭评估。家庭结构评估主要是为了分析患者所在的家庭的角色扮演特点、家庭的沟通模式和家庭的价值观，掌握与患者相关的家庭资料。

2. 家庭生活周期评估

家庭生活周期分为 8 个阶段，即结婚、第一个孩子出生、有学龄前儿童、有学龄儿童、有青少年、孩子离家创业、父母独处（空巢期）和退休。护士需通过收集资料，判断患者家庭所处的阶段，继而评估其对患者的影响。

3. 家庭功能评估

家庭功能的好坏关系到家庭每个成员的身心健康和疾病的预防。家庭功能包括满足家庭成员自我照顾需要的必要条件、促进家庭成员人格发展、满足成员心理社会需要的环境以及家庭对危害的预防等。家庭功能评估量表可判断家庭功能与患者患病的关系，预测家庭功能对患者康复的影响。

4. 家庭危机评估

家庭危机通常是指在家庭面对压力事件的冲击时，因家庭资源不足或调适不佳，引起的家庭失衡。家庭危机分为情形性危机与成熟性危机，教育者在评估时应加以区分。情形性危机多是由意外事件造成的家庭失衡，如天灾、离婚、车祸、病死等；成熟性危机多见于家庭发展过程中的非意外事件，如初为父母、更年期综合征、退休等。

5. 家庭资源评估

家庭资源是否充足，会影响成员及家庭调适压力或危机的能力，当资源小于压力时就会发生危机。因此，教育者在评估时应帮助患者找出有利于应对压力或危机的家庭资源。这些资源包括来自家庭内部的经济支持、情感支持、医疗照顾和来自家庭外部的社会支持。

七、文化评估

（一）概述

文化是特定人群为适应社会环境而具有的共同的行为和价值模式。文化是一个复合体，包括知识、信念、艺术、习俗、法律和规范。不同的文化背景在健康观念、求医方式、习惯、接受治疗的态度等方面存在差异。因此在文化评估时既要重视文化背景、风俗习惯对患者价值观的影响，又要注意从患者的文化立场出发，理解患者的认识与行为。

（二）文化评估要点

1. 价值观评估

价值观是个体对生活方式与生活目标价值的看法，它是在长期社会化过程中逐步形成的，是通过后天学习获得的，它包括个体所追求的目标以及目标指导下的个体行为方式。有什么样的价值观就有什么样的健康行为。因此，在评估时可通过患者对健康问题的态度做出评价。例如，认为肥胖是健康的标志还是一种疾病状态，不同的态度就会导致不同的健康行为。由此可见，价值观能影响个体如何看待健康问题的性质和轻重缓急。

2. 信念评估

信念是个体自己认为可以确信的看法，它是知识转化为行动的中间环节。信念包括知识、见解以及对世界万物的认识观。健康的信念是产生健康行为的前提，因此在评估时应注意了解患者的信念模式。国外学者提出的信念评估"注解模式"可用来了解患者有关疾病和健康方面的信念。这一模式通过询问患者下列问题做出判断：你认为是什么问题引起你的健康问题？你为什么会发现这个健康问题？你的健康问题对你有什么影响？有多严重？发生时持续时间长还是短？你认为你该接受何种治疗？你希望通过此次治疗达到哪些效果？你的病到底给你带来多少问题？对这种病你最害怕什么？通过对以上问题的询问，可引出患者对健康问题的一系列认识，借此可以了解患者对自己健康问题的看法及患者所处的文化对健康的影响。

3. 风俗习惯评估

风俗习惯是历代相沿积久而成的，在日常生活中容易被观察到，因此评估时重点应了解患者的饮食习惯、生活习惯、睡眠习惯、运动习惯、家庭习惯、人际交流习惯等，注意发现有无不利于健康的风俗习惯和不良的生活方式。

4. 文化休克评估

文化休克是个体生活在一个陌生的文化环境里所产生的迷惑与失落的经历。文化休克常发生于个体从一个环境到另一个环境，因沟通障碍、日常活动改变、形单影只、风俗习惯及态度有较大差异，个体会表现出生理、心理、情绪三方面的反应。由此可见，文化休克就是一种精神紧张综合征，其症状主要有焦虑、恐惧、沮丧、绝望等情感反应。文化休克分三期表现，即陌生期、清醒期和适应期，在评估时应加以区别。

八、环境评估

（一）概述

环境是指围绕人类的外部世界，是人类赖以生存和发展的社会物质条件的综合体，它包括物理环境、生态环境和社会环境。人类的健康与社会经济、文化、生活方式、卫生服务等密切相关。对患者生活环境的评估可帮助教育者探索影响患者健康的因素，有的放矢地实施心理教育。

（二）环境评估的要点

环境评估应重点评估影响患者健康的外部因素。

1. 物理与生态环境评估

了解患者的居住环境，判断有无不利于患者健康的因素。如家庭的卫生状况、居住条件、经济情况等，对行动不便的老年患者和残疾患者要了解家庭有无必要的安全设施等。

2. 社会环境评估

了解患者的社会关系、人际关系、权利与义务及可为患者利用的社会资源等。

第二节　临床心理干预

一、心理干预的概念

心理干预是指在心理学理论指导下有计划、有步骤地对一定对象的心理活动、个性特征或心理行为问题施加影响，使之朝向预期目标变化。心理干预有如下几层含义。

维护心理健康：帮助患者及患者家属提高适应能力和承受挫折的能力，增强他们的心理管理能力。

预防心理危机：主要针对可能发生心理问题的高危人员（如突然得知自己身患重病的患者）进行心理健康辅导，以减少其出现心理问题的可能性并尽可能消除危险性。

治疗心理问题：主要包括心理障碍的诊断和治疗的相关工作，以减轻患者的痛苦。

二、心理干预的分类

心理干预范围广、方法多，可以从以下几个方面进行分类。

（一）参与人数

从参与人员的数量上进行划分，可以分为个体心理干预和团体心理干预。

1. 个体心理干预

护士对患者进行一对一的心理辅导，了解患者的心理状态，分析可能造成这种情况的原因，并在不断地沟通中逐步确定患者有可能出现的心理问题，有针对性地对患者进行相应的心理干预。

2. 团体心理干预

护士与多名患者一起（一般 7 ～ 15 人），创设共同参与的情境，借助团体的力量，从而让每位患者学会自我改变、自我调整的方法，以此来解决一些共有的心理问题。常见的团体心理干预技术主要有以下三个。

（1）"稳定情绪"技术

团体中，给予患者充分的倾听和关注，并做出积极回应，恰当地运用行为上的支持，来减少患者的不确定感，以增加其安全感，从而达到帮助患者释放情绪、重建心理平衡的目的。

（2）"放松训练"技术

以教授的方式帮助参与活动的每位患者学习并掌握具体的放松技术。患者在互相交流心得体会的基础上，在课上和课下均需对所学内容不断地进行自我练习以达到干预的目的。

（3）"社会支持"技术

可以尝试利用思维导图的形式，帮助患者通过社会支持系统寻找可靠的支持，比如在图中明确标明哪位亲人或朋友可以提供哪方面具体的支持和帮助，通过这样的方式可以让患者明确求助渠道，以达到心理干预的目的。还可以采用联谊活动的形式，让护士帮助患者组织实施，或者鼓励患者自己组织实施。

（二）服务对象

心理干预的服务对象可以分为有心理障碍的患者和心理健康发展的个体，因此，心理干预又可以分为障碍性心理干预和发展性心理干预。

1. 障碍性心理干预

障碍性心理干预指的是为有心理障碍的患者提供的心理干预措施，以达到减轻或消除患者心理障碍的目的。在干预过程中，需要护士熟练使用一些常见的心理测量工具以甄别和诊断患者的心理障碍性质和程度，并采用一些心理咨询和治疗的手段（如支持、劝告、建议等）来减轻患者症状，必要时需要转介，将患者转介给专业医务人员对其进行心理干预和药物治疗。

2. 发展性心理干预

发展性心理干预指护士根据个体身心发展的一般规律和特点，采取的可以推动不同年龄阶段的患者认清当前自己所面临的发展难题，妥善解决已有矛盾，开发自身潜能，更好地适应社会的干预。

（三）介入程度

临床心理干预根据介入的程度可以分为一般心理护理和心理问题干预。

1. 一般心理护理

一般心理护理常采用倾听、共情、疏导、解释、建议和鼓励等支持性心理疗法来达到满足患者心理需要的目的。

2. 心理问题干预

心理问题干预是指通过系统的方式，采用一定的心理治疗技术对患者的心理问题进行干预性护理，常见的方法有精神分析疗法、行为疗法和认知疗法等。

三、心理干预的应用范围

如前所述，心理干预应用的范围非常广泛，可以涵盖生活的方方面面，以下是心理干预在医疗情境下的应用体现。

（一）临床常见患者

1. 急性病患者

急性病往往因为起病急且病情较严重给患者造成的心理压力大，因此急性病患者的心理反应也相对严重，在对患者进行生理层面的紧急处置时，务必考虑到患者的心理状态。护士除了言语行为尽量轻缓温和外，可以采用一定的心理干预技术和方法，如支持治疗、松弛训练等，以帮助患者降低心理应激反应水平，更好地认识疾病性质，增强战胜疾病的信心。

2. 慢性疾病患者

一些慢性疾病患者在经历漫长的与疾病做斗争的过程后，并没有因为长期"斗争"而积累丰富的经验以积极的态度应对疾病，反而因为症状难以消除导致许多心理和行为方面的问题，这时就可以采用支持疗法、行为疗法等对这样的患者（如糖尿病患者）进行心理干预。

（二）心理障碍患者

对于有心理障碍的患者，如焦虑症、强迫症、恢复期的精神分裂症等患者，护士可以选择一些专业性更强的心理治疗方法，如认知疗法、人本疗法、精神分析疗法等对患者进行心理干预。

（三）各类行为问题

对于有行为问题的患者，如酗酒、厌食、儿童品行障碍、性行为障碍者，护士可以采用行为矫正的方法进行干预。

除了上述总结的一些患者的情况外，实际临床上经常遇到患者有自卑、失眠、抑郁等社会适应不良问题，可有针对性地选择使用支持疗法、认知疗法、应对技巧训练等对其进行干预。

四、心理干预的原则及注意事项

（一）心理干预的原则

心理干预的专业性比较强，在医疗情境下为了达到预期的干预目的，干预实施人员在干预过程中必须严格遵循以下原则，以保证尽可能地达到干预目的。

1. 建立良好关系原则

心理干预是由人作为主体参与的，参与干预的双方能不能相互信任，建立良好的互动关系，会直接影响干预的结果。因此，作为实施干预的操作者——护士，要求对被干预对象要尊重、真诚、共情、无条件地积极关注，而作为被干预对象，则要求其对实施干预的护士充分信任、畅所欲言，只有这样，被干预者的心理问题才能被真正发现，干预者才能制订更恰当的干预方案，帮助被干预者主动进行心理和行为层面的改变，以达到干预目的。

2. 发展性原则

发展性原则是指在实施心理干预的过程中，干预者要以发展的眼光对待和处理被干预者的问题，因为人的心理活动是不断变化的，所以不能孤立、静止地分析被干预者的心理问题。由于被干预者所处的时间和空间维度的不同，心理问题可能产生变化，干预者要根据具体情况及时修订和调整恰当的干预方案，以保证干预更有效地进行。

3. 系统性原则

心理干预的系统性包括两个方面：一是指被干预者的心理问题的产生是由于生理、心理、社会多种因素协同作用产生的结果，所以要充分考虑这些因素的相互作用和影响；二是由于各种干预方法各有所长，干预者在使用中应该慎重选择，灵活应用。

4. 中立性原则

中立性原则是指在心理干预过程中，干预者不能替被干预者做任何决定，不能把个人观点强加给被干预者，对干预中所涉及的各类人和事都要保持客观、中立的态度，不评判、不指责、不劝勉。干预者就是帮助被干预者更客观清晰地认识和分析自身的问题，让被干预者自己更好地解决自身的问题。

5. 保密性原则

这是心理干预从业人员应具备的基本职业道德。心理干预往往涉及被干预者的隐私，为了维护被干预者的个人隐私权，同时也为了维护心理干预者本身的声誉及权威性，干预者在工作中必须坚持保密性原则，不得将患者的具体材料公布于众，在学术交流中不得不详细介绍患者的材料时，也应隐去其真实姓名。但如果涉及法律方面的问题，则应以维护法律公平公正为前提，如被干预者极有可能出现自杀等极端行为时、被干预者因刑事犯罪不敢自首而苦恼烦闷时、被干预者曾经因为年龄小而被他人侵害时，干预者应及时通知被干预者的监护人或相关部门。

（二）心理干预的注意事项

1. 正确看待心理干预的地位和作用

心理干预能应用的范围虽然广泛，但它也有一定的局限性，对于某些临床疾病或某些疾病的一些特殊时期，心理干预只能作为辅助形式发挥作用，如在车祸中受伤需马上手术的患者的手术过程中。

2. 选择恰当的心理干预对象和方法

一般来说，被干预者的求治动机越强，干预效果越好；心理、社会因素对被干预者的影响越大，干预效果越好；被干预者领悟力越强，文化水平越高，干预效果越好。另外，由于心理干预理论和方法众多且各有所长，不可能每一位干预者都能对所有心理干预方法熟练操作，也不是每一位被干预者都能被同一种干预方法所干预，因此，就需要干预者结合实际情况来选择更恰当的方法。

3. 选择合适的干预场所

心理干预往往需要一对一进行，因此，干预环境要求相对私密和安全。在实际工作中，最好能有一间避免人随意进出、隔音较好、光线较充足、布置较温馨的房间来进行心理干预工作。

4. 具备心理干预工作者应有的职业素养

心理干预工作者应该热爱专业工作，遵守国家各项法律法规，遵守医德规范，应乐于助人、热情、真诚，对被干预者力求做到尊重、关心和理解。心理干预工作者一定要是一个道德水准较高的人，一个充满爱心的人。心理干预工作者需具备各种知识，包括哲学、社会学、生活常识等，特别是要有精神病学、心理学、心理咨询与心理治疗学等学科的学习经历，接受过专业训练，有丰富的心理咨询与治疗经验，取得心理治疗师或心理咨询师的资格证，还应具有较好的人际认知能力和语言表达能力，这样才能更有效地保证心理干预工作的顺利实施。

第三节　临床心理治疗

随着现代医学模式的转变，心理护理已成为整体护理中不可缺少的重要组成部分。心理护理作为一门实践性很强的应用学科，已得到普遍认可，并广泛应用于临床护理实践中。因此，护理人员掌握一定的心理护理方法和技术，对提高护理效果是非常必要的。

一、支持性心理治疗

（一）支持性心理治疗的概念

支持性心理治疗也称一般性心理治疗，是在治疗者与患者在建立良好关系的基础上，运用解释、鼓励、保证、指导等各种支持方法，发挥患者的潜在资源和能力，帮助治疗对象渡过危机、应付困境，以较有效的方式去处理所面对的困难或挫折。支持性心理治疗的目的不是帮助患者了解自己潜在的心理因素或动机，而是支持协助患者去适应现实环境，故称支持性心理治疗。支持性心理治疗是临床最常用的心理治疗方法之一，操作简单，无须特殊设备，容易掌握和应用。

（二）支持性心理治疗的基本理论

人的一生要应对许许多多的应激事件，如亲人亡故、患病、失恋、离婚、高考落榜、经济状况恶化、人际关系紧张等。个体在面对应激事件时，如果应对适当，可以使个体振奋精神，增强活力，促使个体更好地适应社会；如果应对失当或应对能力不足，将给个体带来痛苦和烦恼，使机体由功能性变化逐渐发展到器质性病理变化，最终引起疾病。当个体适应不良时就需要外界提供帮助，如理解、同情、关心、鼓励和支持等，以缓解痛苦，激发斗志，平衡心理，顺利渡过难关。支持性心理治疗就是采用不同的治疗技术和手段，给个体以不同形式的支持，以满足其心理需求，改善情绪，帮助个体适应各种应激事件。

（三）支持性心理治疗的主要方法

1. 耐心倾听

心理治疗的首要技巧就是能耐心地倾听患者的诉说，充分了解病情，这也是和患者建立良好关系的基础。治疗者一方面要保持客观的立场，同时要能听取并理解患者的处境。治疗者能让患者倾诉内心的痛苦与烦恼，具有宣泄情感的作用。倾诉就是患者把自己的情绪变成语言叙述出来，使自己对事情有了全面的认识，更能比较客观地、理性地看待事情，情绪自然也能平静许多。

2. 解释指导

这是支持性心理治疗最基本的方法。这种方法主要是向治疗对象说明道理，讲清问题的原因、性质、程度、处理方案及预后等，从而帮助他们消除顾虑，缓解或消除紧张、焦虑等情绪，树立信心，使他们积极主动地配合治疗。

3. 安慰鼓励

当治疗对象由于某种原因而情绪低落、自责自卑，甚至悲观绝望、对生活丧失信心时，治疗者可以不失时机地给予其鼓励安慰，纠正其对人生价值的认识，帮助他们振作精神、增强信心，增强应付各种危机的能力，以便更好地适应社会。

4. 支持保证

许多治疗对象往往将自身的问题看得过分严重，有时甚至怀疑自己患了绝症，心理极度失衡。对这种情况，治疗者应以充分的事实为依据，用充满信心的态度和坚定的语气，向他们做出适度的保证，以消除其紧张与焦虑的情绪，使他们客观对待自身问题。

5. 教育疏导

心理治疗的本身就含有教育的意义，某些心理问题常常是由于治疗对象的无知或偏见引起的。如对手淫、梦遗等现象有错误认识而出现恐惧、内疚、紧张、焦虑等情绪，久而久之形成神经症。对此，治疗者应及时对治疗对象进行心理卫生知识的宣传教育，矫正其认知，消除顾虑，培养其良好的生活习惯，这样可使问题迎刃而解。

（四）支持性心理治疗的适应证

支持性心理治疗并不局限于有明显心理障碍者，日常生活中所遇到的各种不愉快事件、社会方方面面的困惑等，都可以通过支持性心理治疗得到解决，如突然遭受亲人亡故、婚姻破裂、事业受挫、自然灾害等严重的紧张性应激事件者、个性脆弱或心理发育未成熟者、环境适应能力较差者、各种严重精神障碍恢复期者等。

二、精神分析疗法

（一）精神分析疗法的概念

精神分析疗法指的是建立在精神分析理论基础上的心理治疗方法，聚焦于对来访者的无意识心理过程进行分析，探讨这些无意识因素是如何影响来访者目前的关系、行为模式和心理状态的，帮助来访者更好地应对当下的生活。精神分析疗法在 19 世纪末 20 世纪初由奥地利精神病医师弗洛伊德创设。该疗法多应用于各类神经症患者和心身疾病的某些症状的治疗中等。

（二）精神分析疗法的基本理论

1. 心理结构理论

弗洛伊德将人的心理活动分为意识、前意识、潜意识三个层次，并形象地比喻为漂浮在大海上的一座冰山（见图 3-3-1）。

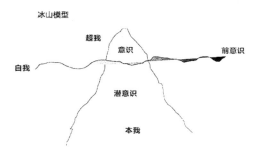

图 3-3-1　弗洛伊德精神分析冰山模型

（1）意识

意识是人们当前能够注意到并正在进行的那一部分心理活动，如感知觉、思维、情绪等，以及能够感知的内、外界的各种刺激。它相当于冰山在海平面以上的部分。

（2）前意识

前意识是人们当前未注意到，但经提醒或集中精力回忆能够进入意识领域的心理活动。它是介于意识和潜意识之间的过渡部分，担负着"稽查"的任务。它相当于紧靠海平面下的部分，随着海浪的起伏时隐时现。

（3）潜意识

潜意识又称无意识，是指不能被个体觉察的那一部分心理活动。其内容主要是不符合社会伦理道德的各种本能的冲动和被压抑的原始欲望。它相当于冰山处于海平面以下的部分。

人们的心理活动在意识、前意识和潜意识之间保持着一种动态平衡。潜意识中的各种本能冲动或欲望一直都在积极活动之中，并力争在意识的行为中得以表现。但因其是客观现实、道德理智所不能容许的欲望和观念，所以当其出现时就会在意识中唤起焦虑、羞耻感和罪恶感等情绪，引起心理、生理或行为的异常变化。

2. 人格结构理论

弗洛伊德认为人格结构由本我、自我、超我三部分组成。

（1）本我

本我是代表人们与生俱来的原始生物性的本能部分，存在于潜意识的深处，其活动纯粹由生物冲动（饥、渴、睡眠等）所驱使，按"快乐原则"行事。

（2）自我

自我是随着个体成长，与外部客观存在逐渐接触而形成的部分。自我主要是在本我的冲动、欲望等不违反超我的情况下为本我服务。它遵循的是"现实原则"。

（3）超我

超我是社会道德和价值观内化的表现，由良心和自我理想组成，是伦理道德的维护者。超我一旦形成，就会要求自我按社会可接受的方式去行事，其遵循的是"道德原则"。

在人格结构中，"自我"在"本我"和"超我"之间起协调作用，使两者保持平衡。一旦"本我"和"超我"之间的矛盾冲突达到"自我"不能调节的程度时，就会以某种病理形式表现出来，导致病态行为和精神障碍。

3. 性心理发展理论

弗洛伊德认为人的性本能是心理活动的能量来源之一，在个体性心理发展的每一个阶段都起着重要作用，并根据性本能在性心理发展阶段的不同作用，将性心理发展分为5个阶段（见表3-3-1）。

表 3-3-1　弗洛伊德性心理发展阶段理论

阶段	年龄（岁）	性敏感区	行为特点
口唇期	0～1	口、舌、唇	吸吮、吞咽、咀嚼、咬
肛门期	1～3	肛门	以排泄和玩粪便为乐
性器期	3～6	生殖器	俄狄浦斯情结
潜伏期	6～11	无特定区域	性发展停滞或退化，相当平静的时期
生殖期	11或13岁开始	生殖器	从父母那里摆脱自己，产生性冲动

　　每个阶段的经历，尤其是前三个阶段的经历，会直接影响人格的形成。在这三个阶段，如果对个体行为过分限制，会导致个体在需求上未能获得满足，而产生发展迟滞现象，称为固着作用。在口唇期，儿童的吸吮活动得不到满足，长大后易形成"口唇期人格"，在行为上表现为贪吃、酗酒、吸烟、咬指甲，以及一些与咬有关的象征性行为，如挖苦、讥笑、讽刺等；在肛门期，个人大小便卫生习惯的养成很关键，若管制过严，则可能形成肛门期固着，成人后形成"肛门期人格"，生理上有便秘现象，行为表现上有吝啬、小气、整洁以及至善主义倾向；在性器期，男孩会出现"恋母"情结，即喜欢自己的母亲而嫉妒父亲，他以父亲自居，模仿父亲的种种行为，形成男性的性别行为，若不能以正常的自居方式去解决矛盾，成人后便会发生各种性变态行为。因此，儿童的早年环境、早期经历对其成年后的人格起着至关重要的作用。许多成人的变态心理、心理冲突都可追溯到童年期的创伤性经历和压抑的情绪。

（三）精神分析疗法的主要方法

　　精神分析疗法是在心理动力理论的指导下，通过自由联想、释梦、移情、解释等方式，挖掘压抑在治疗对象潜意识中的症结，经疏导后使治疗对象重新认识自己，从而改变原有的行为方式，达到治疗目的。

　　1. 自由联想

　　弗洛伊德认为，浮现在脑海中的任何东西都不是无缘无故的，都是有一定因果关系的，借此可挖掘出潜意识中的症结所在。此疗法要求治疗者毫不犹豫、不予修饰地说出头脑中的一切事物，不论其如何微不足道、荒诞不经、有伤大雅，都要如实报告出来。治疗者则将治疗对象所报告的材料加以分析，找出压抑在潜意识内的致病症结和矛盾冲突，并将其带到意识领域，使治疗对象对此有所领悟，从而重新构建现实性的健康心理。

治疗时治疗对象取舒适的体位，如半躺或靠在沙发椅上，治疗对象完全放松。治疗者坐于治疗对象的斜后方，避免目光的直接接触，以减少治疗对象的紧张情绪，有利于其任意想象、体验、回忆及思考。在治疗过程中，治疗者应注意倾听治疗对象的每一句话，并尽可能少干扰治疗对象的思维，杜绝意外干扰等。

2. 释梦

弗洛伊德认为梦境内容与三个因素有关。一是睡眠时躯体受到的刺激，如房间太热可能梦到家中失火。二是日间活动的延续，如看恐怖电影后做的噩梦。三是潜意识内容的反映。当人睡眠时前意识的控制减弱，潜意识的欲望乘机向外表现。由于自我防御仍处于工作的状态，所以这些欲望必须通过凝缩、置换、象征、投射、变形和再修饰等乔装后才可以进入意识成为梦象。因此，由潜意识内容所形成的梦具有显梦与潜意两部分，前者指梦境中所显示的内容，后者指这些梦境内容所代表的潜意识含义。潜意识的含义梦者是不知道的，需经过治疗者的分析和解释才能了解。治疗者对梦的解释和分析就是要把显梦层层揭开，由显梦寻求其潜意，以期发现这些象征的真谛。

3. 移情

在治疗过程中，治疗对象往往会把治疗者当成过去心理冲突中的某一对象，将自己的情感活动转移或宣泄到治疗者身上，这种现象称为移情。移情有正性的、友爱的，也有负性的、敌对的，但移情都不是真实的情感。如对父母具有潜意识怨恨的治疗对象可能对治疗者渐渐产生怨恨，将治疗者当成了其父母的替身。当治疗对象出现移情时，便有机会重新"经历"往日的情感和潜意识冲突。此时，治疗者可以通过对移情关系的解释帮助治疗对象反省自己，并最终解决潜意识冲突。

4. 解释

解释就是治疗者根据心理分析的理论及个人经验，对已获得的患者的感受、想法和行为等资料进行整理、分析，把它的无意识意义或者根源联结起来，用通俗易懂的语言讲述给患者，帮助患者探索自己、认识自己、改变自己，以比较成熟的态度及行为去面对生活。一般而言，只有在无意识内容浮现在意识层面且因此被患者察觉时，治疗师才能给予解释。解释的内容被患者理解和接受才会产生治疗作用。

三、行为疗法

（一）行为疗法的概念

行为疗法是根据行为主义的理论对个体进行训练，达到矫正不良行为目的的一类治疗方法。行为主义理论由美国心理学家华生于 1913 年创立，并在心理学发展史上占有重要地位，被誉为现代心理学的第一势力。

（二）行为疗法的基本理论

行为主义理论的核心要点是人的行为都是在后天环境中通过学习获得的，其主要有三种学习方式。

1. 经典条件反射

俄罗斯生理学家巴甫洛夫通过实验证明，非条件反射与无关刺激反复多次结合，可使无关刺激和反应之间建立联系，形成条件反射。形成的条件反射如果长期得不到强化，又会逐渐消退。如狗进食时分泌唾液，这是非条件反射，铃声是无关刺激。每当进食前都给予狗铃声，多次反复后，狗就学会对铃声产生反应，即听见铃声不出现食物，狗也会分泌唾液，铃声作为条件刺激引起了条件反射。如果给铃声不给食物，随着次数的增加，已形成的条件反射就会逐渐消退，即狗的唾液分泌逐渐减少直至停止。

2. 操作性条件反射

操作性条件反射是由美国心理学家斯金纳提出的。他通过著名的"斯金纳箱"实验证明，若行为的结果是奖励性的，则该行为的发生频率倾向增加，称正强化；反之，则该行为的发生频率倾向减少，称负强化。实验是将一只饥饿小鼠放入一个有特殊装置的箱内，它在里面乱跑乱碰、自由探索，偶尔一次因碰到装置的杠杆而获得了食物。此后小鼠按压杠杆的次数越来越多，即学会了压杠杆来获取食物的行为。此行为的学习属操作性条件反射。

3. 观察学习

班杜拉在其著名的玩偶实验中证明，人类不仅能通过经典条件反射、操作性条件反射学习新的行为，而且能通过观察、模仿他人学习新的行为。其实验是让两组儿童分别观察成人的两种行为：与玩偶安静相处或攻击玩偶。结果是观看成人攻击玩偶组的儿童大多出现了攻击行为，并准确地模仿了大人的攻击行为；而另一组儿童则很少出现攻击行为。班杜拉认为人类的大量行为来自观察学习，所以"近朱者赤，近墨者黑"，树立良好的榜样是形成和改善人们行为的有效手段。

行为主义学派认为，人类不良行为（偏离正常的或变态的行为）与正常行为一样，都是通过学习得来的。因此，应用学习原理通过再学习可达到对不良行为进行矫正的目的。

（三）行为疗法的主要方法

1. 系统脱敏法

该方法是将导致不良行为的直接因素，按一定的治疗程序与患者接触，使不良行为在这种条件下逐渐减弱直至消除，具体程序如下。

（1）建立反应等级

首先，评定主观不适单位，即对某一刺激源的不适程度。例如，患者对某一事件产生极度恐慌或焦虑情绪时评为最高级别，心情平静没有恐怖或焦虑情绪时评为最低级别。两者之间不同的情绪状态，按其主观不适程度可评为最高级别与最低级别之间的相应级别。其次，设计不适层次表，即按主观不适单位由小到大的顺序排列成表。

（2）放松训练

在一个安静、光线柔和、舒适的房间，让患者坐靠在沙发或靠背椅子上，双臂放在扶手上，呈随意舒适状态，并按一定指令进行肌肉松弛训练。

（3）脱敏治疗

在完成以上治疗程序后，即进入系统脱敏治疗程序。系统脱敏疗法要求患者在完全松弛的状态下进行，并按以下步骤进行。

第一步，想象脱敏。患者在肌肉松弛的状态下，从最低级别开始，想象引起主观不适的情境，并用手指示意主观不适单位；如果在想象不适情境时肌肉可保持松弛并且没有不适感觉，就进入高一级别的想象；如果在想象时出现了不适感觉则应尽量忍耐，不允许有回避或停止行为产生，并同时进行肌肉放松训练予以对抗，直至完成最高级别想象。

第二步，实地脱敏。想象脱敏结束后，进行实地脱敏。两者过程相同，不同的是前者以想象进行脱敏，后者则以真实的情境进行脱敏。

2. 冲击疗法

冲击疗法又称满灌疗法、快速脱敏疗法。该方法是让患者直接接触最高级别的不适情境，并坚持到主观不适感觉消失。该疗法与系统脱敏法相比，系统脱敏法疗效好，治愈程序设计合理，但方法复杂且疗程较长；而冲击疗法只要患者合作，可在几天、几周内取得满意的疗效。

冲击疗法按以下程序进行：①确定明确的治疗目标，与患者详细面谈，找出引起其主观不适的刺激源；②向患者讲明治疗的方法、目的、意义和注意事项，树立其战胜疾病的信心；③每次治疗结束要布置家庭作业，让患者谈自己的感受及存在的问题，以利于下次进行有针对性的治疗；④学会肌肉松弛训练方法，必要时在实施治疗期间使用。

3. 厌恶疗法

该疗法是运用惩罚性的刺激，以达到减少或消除不良行为的目的。临床上常用的惩罚性刺激有以下两种。

（1）电击厌恶疗法

将患者的习惯性不良行为与一定强度的电击结合在一起，一旦这一行为在想象中出现或表现出来就给予电击。如露阴癖患者头脑中出现暴露阴部的观念或出现露阴行为时就电击患者，重复多次后可减少或消除这种性变态行为。

（2）药物厌恶疗法

当患者出现不良行为或欲望时给予催吐药物，使其产生呕吐反应，从而使其不良行为或欲望逐渐消失。如酗酒者，当其饮酒的欲望出现时，立即皮下注射药物，半个小时后让患者闻酒味或饮酒一杯，使其产生呕吐反应。如此每日1次或隔日1次，连续10～30次后，患者就形成了对酒的呕吐反射，从而达到戒酒的目的。由于厌恶疗法是一种惩罚性的治疗手段，因此临床运用应在严格控制下进行，并取得患者的同意。

4. 强化疗法

强化疗法又称操作性行为疗法，是应用各种强化手段以增加某些适应性行为、减弱或消除某些不良行为的心理治疗方法。如学者克林伯曾应用代币强化技术矫正人们乱扔垃圾的不良行为。他对公园里的游人乱扔垃圾的情况进行了8天的观察，结果是游园者将垃圾扔进箱子的次数为723人次。他之后采用代币强化技术对此进行干预，给前来扔垃圾的游人发一张证券，游人可持一定数量的证券在公园指定的商店里换取汽水之类的东西。结果游人将垃圾全部扔进了垃圾箱。常用的强化技术有行为塑造技术、代币强化技术、消退技术、渐隐技术、内隐强化技术等。

5. 放松疗法

放松疗法又称松弛训练，是指通过一定的肌肉松弛训练程序有意识地控制自己的心理、生理活动，降低唤醒水平，改善心理功能的紊乱状态，起到治疗疾病的作用。经过放松训练之后，人们一般都会感到头脑清醒、心情平静、精力充沛。长期坚持可改善个体的记忆力、提高学习能力、稳定情绪、改善认知功能、陶冶情操、改善个性弱点、消除心理行为障碍，以保持心理和躯体健康。

6. 生物反馈疗法

生物反馈疗法是利用现代电子仪器，使通常人们不能察觉的内脏生理功能（如血压、心率、脉搏、生物电活动等）以个体能察觉到的信号显示出来，以帮助个体自我控制和调节活动，从而达到治疗的目的。大量的临床试验表明，皮层下中枢（边缘系统、下丘脑）既有调节情绪也有调节内脏功能的作用，而具有意识活动的大脑皮层与皮层下中枢有着丰富的神经连接。因此通过一定的训练，使情绪及内脏活动置于意识控制之下，可以建立新的适应性行为，达到治疗目的。常用的治疗仪器有肌电生物反馈仪、皮肤电反馈仪、皮肤温度反馈仪、脑电生物反馈仪、胃酸反馈仪、心率及血压反馈仪等。生物反馈治疗每周2次，每次在进餐30分钟后进行，5周为一个疗程。

（四）行为疗法的适应证

行为疗法的适应证十分广泛，主要有：神经症，如强迫症、恐惧症、焦虑症等；成瘾，如药瘾、毒瘾、酒依赖等；人格障碍的适应不良性行为，如反社会行为、怪癖行为等；儿童或成人的各种不良行为，如遗尿、口吃、赌博、吸烟等；心身疾病，如高血压病、冠状动脉粥样硬化性心脏病、哮喘病、偏头痛及神经性厌食等。

四、认知疗法

（一）认知疗法的概念

认知疗法又称认知性心理治疗，是建立在认知理论基础上的以改变或重建患者认知为目标的一类心理治疗方法。美国心理学家奈瑟在对许多学者的研究结果进行了总结后，于1967年撰写出《认知心理学》一书，标志着认知心理学作为一种学说的诞生。认知理论是当今心理学研究的主流之一，治疗的重点是认知上的修正，故称为认知疗法。

（二）认知疗法的基本理论

认知理论认为，人是对信息进行处理的加工者，是一种具有丰富的内在资源，并能利用这些资源与周围环境发生相互作用的、积极的有机体。各种刺激所引起的反应，首先通过认知过程对信息进行选择、评价和解释，然后再进一步影响人的外部反应。外界的各种信息通过感官传递到大脑，并与大脑中贮藏的原有经验、个人的人格结构结合，通过选择、整合、判断、推理等过程，从而对这些信息做出评价与解释，最后得出结论。通过这一过程，个体可以对他人、自己以及周围世界的各种事物做出评价和解释，并从中产生各种观念，正是这些认知观念决定了个体的情绪和行为反应。认知模式、认知结构的差异，使一些个体在认知过程中采取歪曲的、不合理的、消极的思维方式和个体原有的错误经验，从而产生了非逻辑的、非理性的认知观念，导致了情绪困扰和行为障碍。认知疗法的核心就是应用各种方法，对这一过程中所产生的错误认知观念加以改变，从而达到治疗目的。

（三）认知疗法的主要方法

认知疗法包括理性情绪疗法、贝克认知疗法、自我指导训练疗法等。

1. 理性情绪疗法

由认知治疗家艾利斯于 20 世纪 50 年代创立。当个体按照不合理的、非理性的观念去行动时，就会产生不良情绪；控制和纠正了非理性的观念就会使不良的情绪消失。

理性情绪疗法的治疗有以下几个阶段。

（1）诊断阶段

治疗者要以理解、关注、尊重、同情的态度与患者交谈，努力帮助患者建立自信心，与患者建立良好的工作关系，探索患者所关心的问题，了解其非理性信念、不适当的情绪反应和行为方式。

（2）领悟阶段

治疗者要协助患者认识其不适当的情绪反应及行为模式出现的原因，指出这些情绪反应及行为模式由患者的非理性信念所致，应由患者本人负责。

（3）沟通阶段

针对患者的非理性信念，要使其认识到非理性信念是不现实的、无根据的、不合逻辑的，由非理性信念所产生的情绪反应、行为模式也是不适当的，使其分清理性与非理性信念的界限，以理性信念取代非理性信念。

（4）再教育阶段

帮助患者摆脱原有的不合理信念及思维方式，同时探索与症状有关的其他不合理信念，与这些信念进行辩论，使其在治疗中学习到的合理思维方式得到强化。摒弃那些非理性信念，以理性信念面对现实生活。

在理性情绪疗法的整个治疗程序中，与非理性信念的辩论方法是治疗的主要方法。

2. 贝克认知疗法

由美国著名的认知治疗家贝克于20世纪70年代创立的。贝克认为，情绪障碍是由认知歪曲而导致的，可以通过认知转变技术来改变患者的认知方式，从而取得疗效。

这一疗法在建立良好的医患关系和取得患者信任的基础上进行，其步骤如下。

（1）明确问题

治疗者明确告知患者贝克认知疗法的原理、方法以及采用贝克认知疗法的理由，帮助患者建立自助的态度，积极参与治疗过程，保证与治疗者的全面合作，同时把患者引到某个特定的问题范围内，要求患者集中注意那些具体的问题和可以观察到的事实，并使其进行体验和反省，识别表层和深层的错误观念所在。

（2）检验错误观念

这是贝克认知疗法的核心。设计严格的检验方法，对于表层错误观念多通过具体的情境进行检验，而深层错误观念往往表现为一些抽象的与自我概念有关的命题，需要使用一些逻辑水平更高、更抽象的盘问和想象技术进行检验。

（3）配合行为矫正技术

认知理论认为，认知过程决定情绪、行为的产生，同时情绪、行为的改变也可以引起认知的改变。认知和情绪、行为的这种相互作用关系在患者身上常常表现为一种恶性循环。因此在认知治疗中，治疗者常常通过行为矫正技术来改变不合理的认知观念，只是这种技术不是仅仅针对行为本身，而是时刻把它同患者的认知过程联系起来，并努力在两者之间建立起一种良性循环。

（4）巩固新观念

以布置家庭作业的方式给患者制订某些相应的任务，使其新建立的观念不断得以强化。

3. 自我指导训练疗法

自我指导训练是一种认知、行为相结合的治疗方法，用于对抗不良认知。不良认知常引起情绪障碍，如抑郁、焦虑等。此时可有意识地采用另一种思想去对抗、辩论，即教会患者进行自我说服。例如，焦虑患者若在心跳加快时产生"我将患上心脏病"的想法，此时就可训练患者重复"心跳加快是应激正常反应"的想法，这就是一种自我指导训练。治疗者要帮助患者弄清问题，指出不正确的想法及其对情绪、行为的影响，帮助患者找到另一种更适当的想法。

（四）认知疗法的适应证

该疗法主要适用于抑郁、焦虑、进食障碍、睡眠障碍、人格障碍、性功能障碍、自杀、强迫症、成瘾问题、心身疾病等。

五、暗示疗法

（一）暗示疗法的概念

暗示是通过一种间接的、含蓄的方式，对他人的心理与行为产生影响的过程。人都有一定的暗示性，即接受暗示的能力，但是人的暗示性有很大的差别。凡涉及陌生知识的问题，人容易接受暗示；如果暗示者有权威性或者被暗示者对暗示者非常信任，也容易产生暗示效果。

（二）暗示疗法的基本理论

暗示疗法作为一种心理干预方法主要是指利用暗示对病情施加影响使症状消除的过程。它是一种古老但有一定治疗效果的心理干预方法。一些原始的占卜、求神治病活动就明显存在着暗示。心理上的积极暗示，能明显改善患者的身心反应过程。暗示疗法的治病机制并未完全查清楚，但是可以肯定的是，暗示的确使被试人产生了明确的生理与心理变化。

（三）暗示疗法的主要方法

在实施暗示这一干预技术之前，通常要对患者的暗示性进行测量，常采用的方法有嗅觉法、平衡法和手臂法。

嗅觉法。用事先准备好的三个装有水的试管，请被试者分辨哪个装有水、哪个装有淡醋或稀酒精。分辨不出的给 0 分，挑出一种的给 1 分，挑出两种的给 2 分。

平衡法。令被试者面墙而立，双目轻闭，平静但较深呼吸后，治疗者低调缓慢地说："请你集中注意力，尽力体验你的感受，你是否感到有些站不住了，是否感到前后或左右摇晃？"之后停顿30秒，重复问话。三次后，要被试者回答。感到未摇晃者给 0 分，轻微摇晃者给 1 分，明显摇晃者给 2 分。

手臂法。要求被试者闭眼平伸右手，暗示它越来越沉，沉得往下落。30秒后，下落不明显者给0分，下落6～15厘米者给1分，下落15厘米以上者给2分。

暗示可直接进行，也可在其他干预过程中进行。直接暗示是护士以技巧性的言语或表情，给患者以诱导和暗示。患者接受护士的暗示过程，就是内心的逻辑活动过程，其结果是改变了原有的病态感觉和不良态度，达到了治病的目的。暗示疗法一般有以下几种。

1. 言语暗示

言语暗示是通过言语的形式，将暗示的信息传达给受暗示者，从而产生影响。如临床工作中护士对患者讲"针灸的治疗效果特别好""这种药物对缓解你的疼痛特别有效"等等，均可将暗示的信息传递给患者，达到治疗的效果。

2. 操作暗示

操作暗示是通过对患者的躯体检查或使用某些仪器，使患者处于某些特定的环境中，引起其心理、行为的改变。此时若再结合言语暗示，效果将更好。

3. 药物暗示

药物暗示是通过给患者使用某些药物，利用药物的作用而进行的暗示。如用静脉注射10%的葡萄糖酸钙的方法，在患者感到身体发热的同时，结合言语暗示治疗癔症性失语或癔症性瘫痪等。安慰剂治疗也是一种药物暗示，在临床中，护士经常采用这一方法，用其他的药物代替止痛药物达到同样的止痛效果。

4. 环境暗示

环境暗示是使患者置身于某些特殊环境中，对其心理和行为产生积极有效的影响，消除不良的心理状态。

5. 自我暗示

自我暗示即患者自己把某一观念暗示给自己。例如，因过分激动、紧张而失眠者，选择一些能使人放松、安静的词语进行自我暗示，可以产生一定的效果。许多松弛训练方法实际上包含了自我暗示过程。

（四）暗示疗法的适应证

在心理护理工作中，暗示有许多的适应证，如神经症（如癔症）、疼痛、瘙痒、哮喘及其他心身障碍，也可用于性功能障碍、口吃等心理行为障碍，因此应用较为广泛。护士应擅长运用这一干预技术，尤其是对那些暗示性高的患者采用暗示的方法，效果会更好。暗示疗法可以治疗疾病，但不良的暗示却可能引起或加重患者的症状，这方面也应引起护士的注意，在使用时应谨慎，要考虑到患者的个体差异，真正发挥暗示的治病作用。

六、催眠疗法

（一）催眠疗法的概念

催眠疗法是暗示疗法的一种。催眠疗法是指用催眠的方法使求治者的意识范围变得极度狭窄，借助暗示性语言，消除病理心理和躯体障碍的心理治疗方法。催眠方法诱导人进入一种特殊的意识状态，将医生的言语或动作整合入患者的思维和情感，从而产生治疗效果。

（二）催眠疗法的基本理论

催眠是一种类似睡眠的恍惚状态。催眠术就是心理医生运用重复的、单调的言语或动作等对求治者的感官进行刺激，诱使其意识状态渐渐进入一种特殊境界的技术。催眠后的求治者，认知判断能力降低，防御机制减弱。这时，暗示的效果比在清醒状态下明显，求治者的情感、意志和行为等心理活动可凭心理医生的暗示或指令转换，而对周围事物的感受性却大大降低。在催眠状态下，求治者能重新回忆起已被"遗忘"的经历和体验，畅述内心的秘密和隐私。在催眠状态下，心理医生运用心理分析、解释、疏导或采取模拟、想象、年龄倒退、临摹等方法对求治者进行心理治疗。

（三）催眠疗法的主要方法

实施催眠疗法的步骤：①让患者放松、安静、消除杂念；②检查患者受暗示性的高低，患者受暗示性程度是催眠疗法成功与否的关键，有研究发现，人群中约有25%的人能够进入深度催眠，40%的人能够进入中度催眠，10%～15%的人能够进入浅度催眠，还有20%～25%的人不能被催眠；③对患者实施暗示性测试，暗示性测试的方法有很多，如嗅觉测试、视觉测试、记忆力测试、平衡功能的测试、手臂测试等；④确认患者进入催眠状态后，则进行治疗。

催眠疗法所采取的主要方法有暗示治疗和催眠分析等。其中暗示治疗即患者进入催眠状态后，医生采用暗示的方法使患者的心理发生变化，从而改变患者的认知评价和行为方式、减轻或消除病症。而催眠分析疗法是患者处于催眠状态时，在医生的暗示诱导下倾诉内心的冲突和积怨，使遗忘的精神创伤得以再现。医生有针对性地分析、疏导、解释、劝说、安慰，使患者认识水平得到提高，从而化解矛盾、使病症消失。

（四）催眠疗法的适应证

催眠治疗的适应证主要是神经症、应激反应及某些心身疾病，对儿童行为障碍及神经系统某些疾病效果较好，包括面神经麻痹、偏头痛、神经痛、失眠。

对患有严重心脏病、严重肺病等危险性疾病的患者不建议做催眠治疗；对患有严重的精神分裂症、非心因性幻觉症、脑器质性精神病等的患者不进行催眠治疗。

催眠治疗是心理治疗的一种，不能等同于巫医与巫术。虽然催眠治疗在治疗某些患者时疗效好、疗程短，但催眠治疗不可滥用，必须要在经过专门训练的心理治疗师出于研究和治疗的需要时，并在求治者自愿配合的情况下，方可使用。护士可协助心理治疗师做好催眠治疗前患者和治疗室的准备工作。

七、来访者中心疗法

（一）来访者中心疗法的概念

来访者中心疗法也称为求助者中心疗法，是 20 世纪 60 年代兴起的，由罗杰斯所倡导。这种治疗方法认为任何人在正常情况下都有着积极的、奋发向上的、自我肯定的、无限的成长潜力，在很大程度上能够理解自己并解决自己的问题，无须咨询师进行直接干预，人能够通过自我引导而成长。

（二）来访者中心疗法的基本理论

罗杰斯在《咨询与心理治疗：实践中的新概念》中提出了自己的心理治疗观点，他认为人基本上是真诚、善良且可以信赖的，人总是朝着自我选择的方向发展，总要实现自己的需要，人具有一种自我完善或自我实现的倾向。

人本主义治疗的要点：由心理治疗家帮助创造一种充满关怀、真诚与信任的氛围，使患者原已被扭曲了的自我得到自然恢复，使自我完善的潜能得到发挥，校正现在的心身障碍，从而更好地适应生活。来访者中心疗法是一种非指导性治疗方法，它重视个体心理上的独立性，保持完整的心理状态的权利和治疗关系对患者人格所产生的影响。

（三）来访者中心疗法的主要方法

1. 通情

通情会帮助人体会到其他人经历的害怕、愤怒、困惑或任何一种心理反应。治疗师应该是一个自信的伙伴，能设身处地地体会来访者的情感和困惑，并且通过自己的真诚反应来引导来访者。

2. 无条件积极关注和接纳

接纳和认可患者的本来面目，把患者作为一个独立的个体来关心，让患者认识自己的本来面目。医生并不对患者的积极或消极品质加以判断，当患者体会到医生无条件的积极关注时，他的自我关注就增强了。

3. 平等和真诚

罗杰斯认为，治疗中的真诚意味着医生以他的真实自我去同患者交往，毫不掩饰地公开自己当时的感情和态度。医生应该坦诚地对待患者，在平等的基础上对待患者，他就是他自己，不要否认自己，但是，真诚并不意味着医生要向患者暴露自己所有的感情，而是医生接纳自己的感受并利用它们去加深治疗关系。

4. 共情和接纳

患者也必须觉察到自己正在被他人以某种方式理解和接纳：只有当真诚接纳、理解、共情的条件被觉察时，治疗性的变化才会出现。

八、音乐疗法

（一）音乐疗法的概念

音乐疗法是以音乐治疗为主、医学治疗为辅的治疗方法，主要通过音乐这种艺术形式产生治疗效果，以音乐的旋律、和声、节奏、曲调、拍子以及音的强弱及其组合、音乐和歌词的组合来治疗疾病。它主要是通过音乐减轻或消除使患者痛苦的各种行为和情绪以及由此引起的躯体症状，从而达到恢复、保持和促进患者身体和精神健康的目的。

（二）音乐疗法的基本理论

有研究表明，音乐能减轻呼吸系统、心血管系统、内分泌系统和免疫系统对冠心病患者的心率和血压的不良影响，降低术后和带呼吸机患者的呼吸频率，也可降低健康人和术前紧张患者体内的皮质醇水平，增强住院患者的免疫力。

音乐也是一种有效的、可辅助药物治疗的、能减轻恶心呕吐症状的疗法。

音乐治疗于 1940 年在美国卡萨斯大学正式成为一门学科。经过半个多世纪的发展，音乐治疗已成为一门成熟完整的边缘学科，已经确立的临床治疗方法多达上百种，并形成了众多的理论流派。在美国有近 80 多所大学设有音乐治疗专业，培养学士、硕士和博士学生。目前，美国有大约 4 000 多个国家注册的音乐治疗师在精神病医院、综合医院、老年病医院、儿童医院、特殊教育学校和各种心理诊所工作。从 20 世纪 70 年代开始，音乐治疗传入亚洲。目前，在日本较大的医院都有专门的音乐治疗师。

（三）音乐疗法的主要方法

1. 被动疗法

被动疗法也称感受疗法，是指在欣赏音乐的过程中，通过音乐的旋律、节奏、和声、音色等影响人的神经系统，使患者心身得到调整，达到治疗目的。

2. 主动疗法

主动疗法又称参与式疗法。被动性音乐治疗活动中，患者是倾听的角色，在主动性音乐治疗活动中，患者是执行者，如唱歌、使用乐器等。多发性硬化症患者由于晚期呼吸肌无力，导致咳嗽困难、呼吸道分泌物清除障碍，反复发生肺炎，甚至危及生命。采取主动性音乐疗法，如吟诵音节、读唱词、念短语及唱简单的歌曲，对改善多发性硬化症患者呼吸肌力方面有积极影响。

3. 音乐电疗

音乐电疗是将音乐与电疗相结合的一种新型疗法，既有音乐的调节作用，又有音乐电流的刺激作用，使音乐治疗与物理治疗有机地结合起来。

此外，音乐疗法还应注意以下三点。

第一，音乐治疗前护士应评估患者的病情和情绪状态以及其对音乐类型的喜好，选择合适的音乐处方。

第二，音乐治疗前应排空大、小便，选择舒适的体位。音乐治疗过程中限制灯光、声音、探访者、电话等，护士应暂停其他护理活动。治疗时间以 20 ~ 40 分钟为宜，每天 1 ~ 2 次。患者在听音乐时最好专注于音乐的旋律，随着哼唱、打拍子或摆动身体有助于取得最佳效果。

第三，治疗过程中观察并记录患者的反应，结束后与患者讨论音乐治疗的收获，分享患者的身心感受，评价音乐治疗的效果，及时调整音乐治疗的方案，确保获得理想的疗效。

（四）音乐疗法的适应证

音乐疗法在临床上的适应证较广，对多种心身疾病、神经症、失眠、头痛等心理行为障碍均有良好效果。

舒缓的音乐可以降低交感神经的兴奋性，促使患者镇定情绪，减轻压力，降低应激反应，分散注意力，因此可以改善疾病的症状，如缓解冠心病心绞痛的症状、降低高血压患者的血压、缓解术后患者的疼痛等。

对脑损伤患者定时播放患者所熟悉的音乐，能提高大脑皮层的兴奋性，提高神经系统的修复能力。

临终患者由于疾病的折磨，对生的渴求和对死的恐惧会产生一系列复杂的心理变化，甚至改变行为与人格。安详的音乐可以让临终患者心情平静、恐惧感降低、焦虑和抑郁得以明显改善，帮助临终患者平静、安详地离去。

国外一些肿瘤医院把音乐治疗作为一项重要的辅助治疗手段。音乐配合止吐药物治疗化疗引起的恶心、呕吐，效果比单纯药物止吐好。

九、集体心理治疗

集体心理治疗是指对一组疾病性质相似的患者集体进行心理治疗，利用患者之间的相互影响，使每个成员获得人格和行为上的改善。

人类在各种各样的社会集团中生活、工作和娱乐。毫无疑问，人们经历的许多情感困扰都源于这些集团内人际关系的失调。随着人们对人际关系在精神理论与实践中的重要性的认识的不断增长，以人际关系问题为治疗目的的心理治疗近年来有了很大的发展，比如家庭治疗、婚姻治疗方法的产生正是这一观点的体现，人们已经看到组织集体心理治疗的价值和益处。现在许多集体心理治疗方法已成为最常用的心理治疗方式，下面仅介绍小型的群体治疗。

这种治疗的人数一般为 8 人，适用于人格问题或人际关系紧张的患者，可以运用支持疗法的形式，也可以鼓励患者应用自己有限的调节能力来解决自己的特殊问题，包括生理和心理问题所致的能力缺损。

当人们多次相聚于一个小群体之中，讨论他们自己的问题时，将会出现不同的心理活动，这可以帮助患者解释他们自己的问题（治疗因子），这一过程包括属于群体的情感反应（凝聚力），学习别人的经验教训（人际学习），发现有相似问题的其他人（普遍性），通过他人的评价和帮助恢复患者的希望（利他主义），学习其他成员对社会行为的反应、应用其他人的社会行为（模拟）和在集体中有机会表达其强烈的情感（宣泄）。

分组心理治疗有不同的方式方法，常见的类型有以下几种。

第一种，动力性相互作用方法：这一方法集中了患者目前在关系中的所有问题，以及这些问题是如何反映这个群体的。

第二种，分析性群体治疗：治疗对象为患者的冲突和行为方式，也包括相互关系，在治疗中探讨偏离正常的态度与行为，分析阻抗与移情现象。

第三种，相互影响的群体治疗：目的是增强患者对自己与他人之间关系形成过程的理解力。

无论采用哪种形式，对治疗者的要求均高于个体心理治疗。作为治疗者，必须要经过基本专业培训，一定要有长时间的临床工作经验和个体治疗经验，以及在治疗组中作为合作治疗者的经验，这是开展分组心理治疗必不可少的前提。

综上所述，从弗洛伊德开创精神分析疗法以来，临床心理治疗到目前已有100多年的历史，心理治疗已形成了多种多样的治疗方法。每种治疗方法都有其相应的理论背景，都有它适应的治疗对象，都有一套相应的治疗模式，本书因篇幅所限不再一一介绍。

第四节　临床心理护理的实施程序

心理护理的实施程序，也可以称之为心理护理的实施步骤，它是一个连续的、动态的过程，可以因人而异，灵活运用，归纳起来主要包括8个环节。

一、建立良好的护患关系

建立良好的护患关系的方法包括护士运用语词沟通和非语词沟通等人际交往技巧，主动与患者建立比较融洽、友好的护患关系；包括护士奉行心理护理的伦理学三原则，切实做到无损于患者身心健康、不违背患者主观意愿、不泄漏患者个人隐私等。把"建立良好的护患关系"置于心理护理基本程序的首位，并不是说实施心理护理一定要坐等良好的护患关系建立之后，而是强调良好护患关系对心理护理效果的重要影响，要求护士在实施心理护理的过程中，应始终把建立良好的护患关系放在头等重要位置，并贯穿心理护理过程的始终。

二、全方位采集心理信息

护士要准确掌握患者的心理状态，就要全方位采集能反映患者心理状态的各种信息。在方法上，通常采用临床观察法、调查法，如通过观察患者的各种表情动作（是否有异常表现），倾听患者主述或观察其亲属的反应（是否真实、是否有掩饰）等，便可收集到反映患者心理状态的大量心理信息。收集患者的心理信息，通常应与收集患者的其他临床资料同时进行，只有在分析患者基本心理状态时，才根据需要把它们从许多资料中分离出来。在条件许可时，还可使用个案分析法、心理测量法、现场实验法、问卷调查法等收集患者的心理信息，并根据患者心理问题的特点、疾病认知问卷等使用心理测评工具。

三、客观量化的心理评定

客观量化的心理评定，是指护士借助现代心理学的研究方法工具（心理测评量表），为确定患者的心理状态提供客观依据。这是确保心理护理科学性、有效性的前提，也是推进心理护理深入发展迫切需要解决的关键问题。对患者进行客观量化的心理评定，如同裁缝量体裁衣，只有依据不同个体的身材特征（高、矮、胖、瘦），测量出较准确的裁衣尺寸，才能确保做出合体的成衣且不浪费衣料。同理，要对千差万别的患者的心理状态实施准确评估，也需酌情选用不同的评定方法和心理测评工具，才能客观地分析出患者心理问题的性质、程度及主要原因，以便据此采用有的放矢的心理护理对策。对患者心理状态实施客观量化的心理评定，其评定结果应既可反映某些特殊疾病过程中患者心理反应的共性规律，也能较好地甄别患者心理状态的个性特征。如某些特殊病患者（如癌症、严重意外所致伤残等），不同年龄阶段、性别、职业、文化程度等因素制约下的患者的心理状态的共性规律，患者人格的个性化特征（如内向与外向、乐观与悲观、敏感与迟钝等），都可以通过量化评定获得较客观的评估信息。

四、确定患者基本心态

确定患者的基本心态，主要有两个方面的内容。一是确定患者基本心理状态的性质，从总体判断上大致划分为"好、中、差"三种状态，重点分析患者是否存在焦虑、抑郁、恐惧、担忧等负性情绪。二是确定患者存在消极心态的基本强度，用"轻度、中度、重度"加以区分。确定患者的基本心态时，既不可忽略，也不宜夸大，以便为选择心理护理的对策提供较有价值的参照系数。

为进一步阐述"确定患者基本心态"的重要作用，以下以当前临床心理护理中使用频率最高的心理问题判断用语"焦虑"为例，进行较详细的分析。根据心理学的理论，焦虑对于个体的身心健康具有双重作用。适度的焦虑是个体加强自身保护及建立心理防御机制所必需的；但过度焦虑或焦虑缺失这两极的焦虑倾向，则均属于负性情绪状态，都容易给个体的身心健康造成不同程度的损害。因此，为患者实施心理护理前，护士首先需要了解患者是否处于负性的焦虑状态，然后再酌情考虑是否有必要对患者实施改善焦虑的干预对策。而以往在临床心理护理实践中，仅凭护士个人经验对患者心理状态进行主观评价或不区分轻重缓急的做法，既无法统一患者心理问题的评定标准，也难为选择心理护理对策提供可靠依据，更无法为鉴定心理护理效果建立评价指标。

　　确定患者基本心态，就如同明确患者的临床病症一样，越具体、越清晰越有利护士对患者基本心态的掌握。如对"高热"的含义，不同的护士有各自的理解，通常差异可从 38.5℃直到40℃以上。由于对"高热"含义理解不同，把患者有"高热"理解为38.5℃的护士，一般不如把患者有"高热"理解为40℃以上的护士警觉性高。这说明"高热"的含义相对比较笼统、含糊，而确切的体温值则比较清晰、具体，如40℃以上的体温值不仅让人一目了然，也会引起护士的高度重视，促使护士采用积极、有力的措施。同理，"严重焦虑"的含义也比较含糊、笼统，也会使不同护士对它产生理解上的较大差异。而量化的焦虑值评定，则可以帮助护士比较确切地掌握患者焦虑情绪状态的严重程度，并酌情积极采取相应的对策，限制其向焦虑状态的两极发展。此外，对患者的焦虑值进行再次量化评定的结果，也可作为心理护理的实施效果的较客观、较公正的评价依据。因此，借助焦虑量表等心理测评工具，尝试对疾病过程中的患者进行焦虑度的调查并建立常模，设定一个"适度焦虑值"的范围及衡量标准，经比较来确定哪些患者处于两极的焦虑状态，再有针对性地将患者的焦虑度调整到适宜范围，以确保心理护理真正起到提高患者心理防御机制、促进其身心康复的积极作用。

五、分析主要原因和影响因素

　　有些人以为，患有同类疾病且本人背景基本相似的患者，只要采取同一种心理护理方法就可以了。其实不然，看似情形相似的患者，可因其自身个性的差异，导致心理状态的性质、程度等方面截然不同。因此，在为患者选择心理干预对策前，必须对导致患者消极心态的基本原因和主要影响因素做出分析。因为个体在遭遇疾病、意外等挫折时，所产生的心理反应的强度及采取的应对方式，往往取决于个体的人格类型；而他们所患疾病的性质、程度等因素的影响，则处于次要地位。如有些病情并不严重的患者，可能产生很强的负性情绪；有些病情严重的患者，却能保持良好的心境。临床上经常可以见到，患相同疾病的患者，大多因其自身人格的外向或内向、乐观或悲观等显著差异，导致其心理上的负荷程度不同，并因此对疾病的发展、转归产生不同影响。一般来说，就某个体而言，人格特征就决定了他对疾病等挫折所采取的基本态度，虽然他对疾病的情绪反应及应对方式可能会因病情的轻重有所不同，但绝不会因病种不同而出现心理反应上的本质差异。性格乐观的个体，即使身患"绝症"，也不会终日以泪洗面，郁郁寡欢，其大多经历一个短暂的痛苦阶段后，便会很快寻找到新的人生支点，绝不会轻率结束自己的生命。如"癌症俱乐部"中聚集的一群晚期癌症患者，正是一些性情开朗、乐观，有较强心理承受能力的个体。此外，当患者因疾病而产生负性情绪时，性格外向的人，往往会通过自己的言行使不良情绪得到宣泄；性格内向的人，则可能终日闷闷不乐或钻牛角尖，以至郁积心头。

六、选择适宜对策

以上 5 个环节，都可为护士选择适宜的心理护理对策提供客观依据，但之后的心理护理对策选择得适当与否，则是影响心理护理质量的关键。虽然患者在疾病过程中的心理状态可因其个体差异而千差万别，但在诸多方面，却又有共性规律可循。因此，患者的心理状态也是个性与共性的对立统一。即使是对患者实施个体化心理护理，首先要考虑的还是患者心理状态的共性规律以及选择心理护理对策的总体模式，以便掌握实施心理护理的总体原则；然后再考虑结合患者的个性特征，在实际应用中举一反三、灵活应用，便可使各类患者的心理问题迎刃而解。

例如老年、中年、青年、幼年等不同年龄阶段的患者，他们在患病时，虽然会因年龄差异在心理状态的表现形式上有各自的显著特点，但不同的表现形式却反映着他们迫切需要解除病痛的共同心态。同样面对病痛，老年患者或许会有一种自感风烛残年的悲哀；中年患者或许会因家庭、事业的重负而长吁短叹；青年患者或许不堪意外打击而自暴自弃；幼年患者或许会因身体不适哭闹不止。但无论哪一种情绪反应形式，各类患者的不同反应都源于一个最本质的需求——解除病痛，渴望康复。此时，护士只要把满足患者的这个本质需求作为实施心理护理的主导策略，再结合患者的年龄特点等规律，便可归纳出数种能针对不同年龄患者的、行之有效的、有一定规范的操作模式，就能比较及时地缓解各类患者的心理冲突。如对因病痛而哭闹不止、无亲属陪护的婴幼儿，护士若及时采用搂抱患者的方式，即可在较大程度上满足他们解除"皮肤饥饿"的心理需求，使他们产生如依偎在母亲怀抱的安全感、舒适感。

再以前述患者焦虑的原因、特征不同为例，护士在实施心理护理时，对那些"状态焦虑"高而"特质焦虑"不高的患者，心理护理对策的重点应放在调动患者的内在潜力，通过改变他们的疾病认知，提升他们对疾病的心理承受能力，也可以帮助他们掌握一些积极的心理防御机制，帮助其在疾病过程中能长期维持相对的心理平衡；对那些"状态焦虑"和"特质焦虑"均高的患者，心理护理对策则应较多考虑如何控制环绕在他们周围的各种外来干扰因素，充分顾及此类患者人格特质中对刺激敏感、反应强烈且难以排遣等倾向，应尽可能减少不良外来应激源给他们造成的心理压力。至于具体采取什么心理护理方式，护士还应结合患者个体的其他特点，因人而异。

此外，在共性心理护理中，积极探索适用的规范化临床应用模式，也是提高心理护理质量的重要保障。如对于住在急诊观察室、重症监护室等特殊场合的患者，不同护士个体在为患者做各种解释时，应使用统一、规范的指导语。来自临床的实例表明，个别在人际沟通方面经验不足的年轻护士，有时会因在患者面前过于拘谨而有些词不达意。结果，其指导语不仅未能解除患者的后顾之忧，反而却在随意性的讲解中加重了患者的心理负担。如某年轻护士在向次日将接受第二次心脏瓣膜手术的患者讲解术后的注意事项，并要求患者予以很好的配合时，因为过于紧张，竟说出了"术后要插许多乱七八糟的管子"的话。类似这种随意性较大的个体化语言，显然违背了心理护理的原则，是很不恰当的。针对此类情况，护士在为患者实施心理护理前，若能制订出一些针对特定场合使用的、比较统一规范、经过认真策划的专用解释性语言，并要求每个在岗护士都能熟练掌握并运用于实践，就可以最大限度地避免由于护士个体因素所造成的不利影响。诸如以上要求患者术后做好对放置多管道的配合的指导用语，就应该做出规范化的设计。护士可以对患者说："术后将在你身上放置很多根管道，可能会使你感到有些不适，但每根管子都维系着你的生命健康，相信通过我们的密切合作，你一定会顺利渡过难关，康复如初。"有了此类规范化的指导用语，就可以避免一些年轻护士因人际经验不足或拘谨而临场不知所云的情况，就基本可以杜绝因护士个人因素给患者造成各种医源性心理负担。

七、心理护理效果评定

对心理护理效果的评定，目前在临床上缺乏客观的效果评价指标和规范化的统一标准，这些都需要在今后的临床实践中不断探索，逐一解决。在以往大量的关于心理护理效果的评定指标的学术论文中，作者评价"心理护理取得良效"的主观随意性较大，有的即使有一些零星数据，也多属于"各取所需"现象，经不起推敲和论证。

心理护理效果的评定，应是一种综合性评价，其中有患者的主观体验，但与患者身心康复有关的一系列客观指标（生理指标和心理指标）更能说明问题。总之，需要建立起一套心理护理效果的评价系统，需要有规范统一的评定标准。如实施各种心理干预对策后，患者的焦虑程度是否显著下降？被施以优选的心理护理对策的患者，其身心康复的速度是否明显加快？这里还牵涉如何设置实验组和对照组、如何控制复杂干扰因素、如何使结果具有可比性等许多问题。

八、确定新方案

这是指护士需在心理护理效果评定的基础上，对前阶段心理护理的实施做出小结，并能根据不同的结果，确定新的方案。如对经过心理护理后获得了最佳身心状态的患者，可适时终止对他的个性化心理护理，定期随访；对于那些消极情绪状态得到部分改善的患者，护士应注重巩固或加强心理护理的效果；对于消极心态持续未得到改善的患者，护士则需再深入地分析原因，积极调整心理护理对策。但需要指出的是，对任何患者实施的心理护理，都不可能是一劳永逸的。对患者实施心理护理的过程，永远是一个动态的过程，这是因为患者的心理活动总是受到其疾病过程中各种因素的影响，而且并不一定与其所患疾病的严重程度成正比。因此，心理护理的程序是相对的，心理护理的步骤是灵活的，心理护理的过程是循环往复的，心理护理的理论也需要在临床实践中不断地发展和完善。

第五节　患者的心理活动与心理护理

一、患者的心理活动

（一）患者的心理活动特点

健康人的心理活动多指向外界客观环境，而患者的心理活动则更多指向自身与疾病。一般来说，患者常有下列心理活动特点。

1. 主观感觉异常

患者主观感觉异常表现在对事物过分敏感、过分注意和出现"感觉欺骗"现象。他们不仅对声、光、味等外界刺激很敏感，如嘈杂的声音和强光等，对自己的体位姿势，甚至心跳、呼吸等也十分关注，有时觉得枕头低，有时觉得被子沉。

患者还会出现对客观事物的错觉。病情迁延，治疗需要一定过程的患者有度日如年之感。久卧病床者，会出现空间知觉异常，甚至会有床铺在摇晃的感受。

2.情绪不稳、易冲动

患者生病后，容易形成不良的心境，表现为情绪极不稳定，或焦虑，或愤怒，或抑郁，或恐惧，或悲观。患者心烦意乱，常为小事发火，甚至与病友和医务人员发生冲突。这通常是患者与自身疾病及环境不断地抗争，却又力不从心而激起的情绪发泄。而慢性病患者则多有怨言，脾气较大，甚至易哭泣。他们往往把患病看作在受惩罚，从而感到委屈。

3.孤独感加重

一个人生病住院后，离开了工作单位和家庭，接触的人少了，或周围接触的都是陌生人，或接触的时间极其短暂，医生一般只在每天查房时，才能和患者说几句话，护士一般也只是在做治疗或巡视病房时和患者进行简单交流，这样就加重了患者的孤独感。在医院里，值夜班的护士经常发现，有的患者睡不着觉就按信号灯找护士，有的患者莫名其妙地徘徊在值班室门口。他们之所以这样，主要是因为他们有孤独感，总希望有人陪伴，说几句话，以得到心理上的宽慰。

4.敏感的自尊心

患者非常重视别人对他的态度，具有比平常人更为敏感的自尊心。人生病以后，不能为社会创造价值，个人在社会上的地位也有所动摇，自我价值感受到挫伤，自尊心也不同程度地因失落感而受到伤害。有的患者被医护人员直呼其名，甚至被床号代替姓名，感觉很不舒服。患者自尊心之所以较常人更为敏感，一是患者不甘心因疾病带来自身价值感受的挫伤，二是患者常常认为自己被尊重才会引起医护人员对自己的重视和关怀。对于患者来说，自尊是不愿屈服于疾病的自强心理，是热爱生活、与疾病做斗争所必需的积极的意志品质，应当得到支持和受到保护。

5.依赖性增加

一个健康人一旦生了病，意志就会减弱，被动依赖性增加。患者的行为表现与年龄社会角色不相称，显得幼稚，如躯体不适时会呻吟、哭泣，甚至喊叫，以引起周围人的注意，获得关心和同情。这时，患者一般变得被动、顺从、娇嗔、依赖，情感变得脆弱，甚至带点幼稚的色彩；有的表现出早年的退化性行为，只要亲人在场，本来自己可以干的事也让别人做；一向意志和独立性都很强的人，在此时自信心也不足了。养病中，他们的爱和归属感强，希望得到更多人的关心和帮助，希望有更多的亲友探望，否则就会感到孤独失助。

6. 强烈的期待心理

不论急性病患者还是慢性病患者，都希望获得同情和支持、得到认真的诊治和护理，急盼早日康复。在这种期待心理的驱使下，患者多急不可耐，四处求医。他们把希望寄托于医疗工作的创新，寄托于精良的护理工作，寄托于新方妙药的发明，企盼着医疗奇迹的出现。总之，他们就是期待着迅速康复，期望生存下去。那些期望水平较高的患者，往往把家庭的安慰、医生和护士的鼓励视为病情减轻，甚至是即将痊愈的征兆；当病情加重时，又期待着病重过后即将出现的好转；当已进入危重期，也期待着有起死回生、转危为安的可能。期待心理对患者来说，是一个渴望生存的精神支柱、一种积极的心理状态，客观上对治疗和康复是有益处的。

7. 疑虑重重

有的患者见到医护人员低声说话，就以为是在讨论自己的病情，觉得自己的病重了，甚至没救了；有的人对别人的劝说也半信半疑，甚至曲解别人的意思；有的人对服药打针和处置检查也疑虑重重，担心误诊，担心服错了药、打错了针。有的人身体某部位稍有不适，就胡乱猜想。一般说来，内向性格的人、病前疑心较重的人、易受消极暗示的人和心理疾病的患者等，疑虑较重。

8. 失助自怜

这是患者的一种无能为力又无可奈何的情绪状态。这种情绪往往发生在面临重大手术、痛苦的检查、预后不良或生命危重的患者身上。这类患者由于自我价值感的丧失，自信心降低，认为他对所处情境已失去控制力，因而失去了生活勇气。这是与期待心理相反的消极的心理状态，医护人员要努力运用心理治疗、心理护理方法改变患者这一消极心态。否则，这种心理状态对治疗疾病是极为有害的。

9. 适应性降低

一个人进入患者角色后，其社会行为可能发生变化，尤其在角色上的适应性普遍降低。

10. 主观异常感觉增多

患者对自然环境的变化，如声、光、温度等特别敏感，稍有声响就紧张不安。患者躯体的耐受力下降、主观体验感增强，如感到某处神经颤抖、腹主动脉猛跳等就害怕会加重病情。对别人的声调动作也会挑剔、反感。患者认为家庭的环境对健康不利，愿意住进医院，觉得这样更容易受到医院的保护和重视。

11. 焦虑

患者对自身健康或客观事物做出过于严重的估计，常为疾病不见好转或病情恶化、康复无望时的一种复杂情绪反应，其主要特征是焦虑。患者焦虑的表现为肌肉紧张、出汗、搓手顿足、紧握拳头、面色苍白、脉搏加快、血压上升等，也可能会失眠、头痛。患者患病时心理应激引起的矛盾冲突容易导致焦虑、愤怒、束手无策、绝望、罪恶、羞愧、厌恶等不愉快的情绪。

12. 抑郁

人得了重病，或病程过长，或预后不良，或丧失了劳动能力，或由于疾病导致形象受损时，往往会对现实和未来产生丧失感，情绪由低落变得沮丧，由失望变得异常悲观，对事业失去信心，对生活缺乏期待，甚至产生厌世之念。这类患者通常表现为愁眉不展，表情淡漠，少言寡语，兴趣索然，厌恶社交，抑郁苦闷，暗自垂泪，有时也会出现焦躁、放弃治疗，甚至自杀等行为。

（二）患者的心理活动需要

20 世纪 50 年代，美国的阿布达拉护理博士把马斯洛需要层次学说引入护理理论，至今还在国外广为应用。

1. 一般患者的心理需要

人在生病之后，高层次需要受挫，低层次需要相对突出。一般患者的心理需要有以下特点。

需要被重视。每个患者都希望被他人特别是医护人员和亲人重视，及时得到治疗和护理。

常需要较高水平和较好条件的治疗。一旦明确诊断，患者便有迅速康复的愿望。优秀的医疗护理条件和治疗水平给患者以权威性和依赖感，能增强其战胜疾病的信心。

需要关怀和爱护。患者的依赖性增强，情感变得脆弱。他们盼望亲友探视，盼望医护人员热情亲切的服务态度，帮助他们创造清洁、整齐、舒适的休养环境。

需要安全感。患者害怕误诊，害怕痛苦的检查、处置和手术，害怕医疗事故发生在自己的身上。

需要安静及适宜的刺激。患者需要安静，但过于安静又会使患者感到无聊、孤寂、焦虑、抑郁，甚至产生幻觉，所以还必须有适宜的刺激，如医患交谈、病友交际、亲人探视等。

需要社会信息。人是社会的人，时时要与社会保持密切的联系，就是久卧病床也需要吸取社会信息。所以，患者十分关心家庭、社会等问题。医护人员、病友应做好信息的传递，让患者适当了解情况，以免患者猜疑或产生与世隔绝之感。

2. 门诊患者的心理需要

需要顺利就诊。首次来医院的患者，需要了解医院挂号、交费、就诊等制度及医院的平面位置，还需要了解医院各科设置情况及患者相应就诊处。患者在候诊时，担心秩序混乱，出现串号、漏诊等情况，所以医院都应该设立分诊处，设有鲜明的标示牌并安排导医人员满足患者尽快就医的需要。

需要尽快明确诊断。一个健康人患病后，一般表现为焦虑、忧心忡忡，急需了解自己患了什么病，病因是什么，如何治疗，病程及预后如何。他们担心自己诉说的病史不全，也担心医院的检查诊断不准确；很想理解化验检查单和病历上的数据或医学名词的含义；更希望医生耐心倾听他们的主诉，进行全面仔细的检查，以便尽早做出明确诊断。

需要得到妥善治疗。当疾病确诊后，患者的需要转为需要得到妥善治疗。患者要求开好药，要求复诊、会诊等。疑难重症患者及家属要求住院，渴望医疗奇迹的出现。护士应协助医生向患者或家属说明各项检查指标的意义、疾病的性质、程度轻重、病程长短、转归情况以及有无传染性等，消除患者的疑虑，给患者以心理支持，使患者在良好的心境中配合治疗，以促进患者尽快康复。

3. 急诊患者的心理需要

需要尽快得到妥善救治。急危患者一般由于病情急、来势猛、缺乏心理准备而表现为情绪紧张、惊恐不安，不时发出呻吟和呼救声。还有的患者由于突发性事故，出现急性心理创伤的"情绪休克"状态，表现为不呻吟、无言语、冷漠平淡。他们需要医护人员本着"时间就是生命"的观念，在短时间内简明扼要地问明病史、准备器械、采取应急处置。救护过程中忙而不乱、紧张有序、迅速准确的操作过程，可消除患者及家属的紧张、焦虑情绪，这本身就起到了有效的心理护理作用。

急诊患者有突出的安全需要。患者到急诊室后，期盼得到高明医生的救治，急需了解病情能否缓解，经紧急处置后，能否转危为安或转入常规治疗。

4. 住院患者的心理需要

住院患者进入一个陌生而又特殊的"社会"，他们一是需要医护人员的关心和重视；二是需要尽快熟悉病友并被病友接纳为新的集体的一个成员；三是需要较好的治疗条件、生活条件，顺利适应新环境；四是需要病房生活安静、和谐、亲切而又活跃；五是需要来自家庭和社会的信息刺激和情感支持；六是希望治病安全、顺利、痛苦少；七是希望自己的隐私得到保护；八是需要领域感，也就是指将自己与外界分离、占据一定领域的要求等。

上面仅是对患者需要的举例分析，实际上患者的需要多种多样，极为复杂。从某种意义上讲，医护人员的全部工作都是为了满足患者的需要。所以，只有针对患者的具体需要，或是满足，或是说服限制，或是劝止，才能真正把心理护理做到患者的心里，使他们感到被理解、受尊重。

二、患者的心理护理

（一）依据患者的情绪进行心理护理

1. 恐惧与护理

恐惧是由某种危险因素所引起的消极情绪。在临床上常见的恐惧因素主要有下列几种。

（1）医院的特殊场所和特殊气氛

如洁白肃穆冰冷的环境，危重患者的抬进抬出，抢救患者的紧张气氛，黑暗环境中进行的检查等，都会给患者带来恐惧感。

（2）临床的处置和特殊检查

除输液和输血外，还有痛苦的骨髓穿刺、碘油造影，以及做胃镜、膀胱镜检查等。如果在做脑血管或心血管造影前，医生说"家属要签字，有千分之一的死亡率"这样的一句话，足可以让患者产生恐惧感。

（3）害怕手术

对手术的恐惧是普遍的，只不过程度有轻有重而已。临床上经常遇到有的患者临近手术而血压升高、心率加快，甚至进入手术室就吓晕过去的情况。

（4）消极暗示

使患者产生恐惧的消极暗示很多，如同类疾病患者预后不良的信息、社会上关于自身所患疾病的荒谬传说及某些患者的过分渲染等。

（5）患预后不良或危及生命的疾病

为克服这类恐惧情绪，护士应给患者有力的心理支持。第一，在患者可能产生恐惧情绪前，向患者介绍情况，使他们有充分的心理准备；第二，在进行某些手术或检查前，给患者以积极暗示，帮助患者进行放松训练；第三，以和蔼、耐心的态度对待患者，表现出权威和尊重，使患者对医护人员有依赖感；第四，处置操作要娴熟、稳重、准确，给患者以安全感。

2. 焦虑与护理

根据医学心理学工作者的研究,患者产生焦虑的原因主要有下述几个方面:①人际关系紧张,环境陌生;②诊断不明确;③疗效不明显;④患者是家庭支柱,牵挂惦念老人孩子;⑤经济负担重;⑥恐惧情绪的延续;⑦疼痛;⑧怕失去事业,怕失去生活能力,怕失去爱情,等等。

有的护理专家对于如何消除患者的焦虑情绪,提出了以下8条措施:①靠护理工作者机智敏锐地观察,查明原因,进行疏导;②在医疗保护制度允许的情况下,让患者及时了解病情及检查结果;③消除患者的孤独感,护士主动接近患者,进行有技巧的谈话;④保护患者的自尊心,使患者感受到受人重视、受人尊敬,有独立人格;⑤使患者感到得到了妥善地治疗、护理,增强对医院的信赖,增强恢复健康的信心;⑥经常变换体位,做些轻微活动,使肌肉放松,消除紧张情绪;⑦调动患者的积极性,使患者了解周围环境,了解对自己的治疗和护理计划,对于特殊检查,要事先交代明白,使患者有良好的心理准备;⑧进行必要的消遣活动,如散步、娱乐等,以减轻患者无聊乏味的孤寂心情。

3. 疼痛与护理

疼痛是疾病中最普遍、最重要的征象与症状,总是伴随着消极的情绪。因此,对疼痛的心理护理十分重要。

(1)掌握患者疼痛的情况

医护人员要善于敏锐地观察患者的疼痛反应,耐心听取患者的诉说,要了解疼痛发作是首次还是持续性的,疼痛的性质、程度、部位等。脸色痛苦、紧皱眉头、咬紧牙关、握紧拳头及深沉的呻吟,都表示痛得厉害。有些意志坚强或受过某种训练的人可能痛得咬破嘴唇、大汗淋漓,却不吭一声。护士要特别关心他们,从他们的外部反应体察他们疼痛的程度。

(2)减轻患者的心理压力

患者的疼痛反应是很不愉快的感觉。如护士对这些反应置之不理、缺乏同情心,特别是对一些不加克制或行为反应过激的患者表示反感,对神经症所致的功能性疼痛主观地认为是无病呻吟等,都会使患者的疼痛感增加。护士只有设法减轻患者的心理压力,才能提高患者的疼痛阈。护士要恰当地向患者解释疼痛的机制,理解患者的痛苦,安慰患者。

(3)通过心理治疗缓解患者的疼痛

疼痛既有生理原因,又有心理原因,所以通过心理治疗可以帮助患者缓解疼痛。首先,分散注意力可以有效地减轻患者的疼痛,使其把注意力集中于阅读、看有趣的电视节目或与来访者谈话等活动上。其次，事先进行疼痛知识的教育，可以改变患者的疼痛反应。例如，对孕妇进行教育，使之认识到生育是全家盼望的喜事，而并非痛苦的事，消除恐惧心理就可减轻疼痛。对有些可能造成痛苦的诊断和治疗手段，要主动告诉患者过程如何、目的何在以及患者应如何配合等。

另外，催眠疗法可以减轻疼痛，因为处于催眠状态的患者对施术者的言语暗示很敏感，所以对疼痛的感受性降低。牙科医生在患者催眠状态下拔牙、烧伤患者在催眠状态下换药等均有很好的效果。另外，保持环境安静、减轻不良情绪刺激、争取家属配合等措施，也可减轻患者的疼痛。

4. 暗示与护理

暗示是人的正常心理活动，而且是在日常生活中经常产生的心理现象。暗示既能影响人的心理活动变化，又能影响人的生理活动变化，所以，消极的暗示可以导致疾病，积极的暗示又能治疗疾病。尤其是患者，因为对自身疾病异常关注，注意力总是集中在与自身疾病有关的现象上，所以暗示感受性更强。患者十分留神医务人员的言谈话语，而且总是向不好的的方面去联想。因此医护人员必须十分重视暗示在心理护理中的重要作用，巧妙地对患者进行积极暗示，努力克服和避免给患者以消极暗示。

在临床上怎样使患者受到积极暗示呢？从护士和医生本人来说，一要严肃认真；二要服务态度好，对患者体贴入微；三要庄重、大方、亲切待人、有威信。这三点是使患者易于接受积极暗示的重要条件。至于具体做法，要因人、因病而异。比如，有人害怕打针，护士可以非常自信地说："我打针保证让你不痛"。如果有住院患者失眠，护士可以给安慰剂，暗示这是最好的安眠药。

在临床上不仅要想方设法地对患者进行积极暗示，还要注意防止对患者的消极暗示。有些医源性疾病就是消极暗示引起的。例如，在某医院眼科手术台上，医生、护士正一起用银针为一老年患者剥离白内障。护士拿起银针对医生说："你看，这根针天天消毒是不是生锈了。"听了这句话后，老太太的眼睛留下了"后疑症"，总是视物模糊，感觉眼里有锈，认为是手术事故。这说明医生、护士在患者面前说话一定要谨慎，稍不注意就会造成医源性疾病。再有，患者之间的相互消极暗示也应当引起重视。有位患者在术后，对同室即将手术的患者讲如何痛苦难忍，结果另一个患者一进手术室就吓得虚脱了。所以，当抢救危重患者时，最好及早离开原病室，到隔离间进行抢救，否则会给其他患者带来强烈的消极暗示。

护士要努力学习心理治疗的理论和技术，运用音乐疗法、暗示疗法、催眠疗法等，综合发挥语言、药物和医疗等的暗示作用，这对缓解病痛都有较好的效果。

（二）讲究语言艺术

1. 伤害性语言能致病

（1）消极暗示语言

例如，有个患者害怕手术，提心吊胆地问护士："胃大部切除手术有危险吗？"护士说："那谁敢保证，反正有下不来手术台的。"结果该患者当时拒绝手术，拖延了治疗。

（2）窃窃私语

医护人员之间在患者面前窃窃私语，或许有一言半语被患者听到，便自觉不自觉地与自己的病情联系起来，常会产生不良后果。

2. 护理语言艺术

（1）如何接近患者

初见时应主动搭话，根据患者的年龄、职务、文化修养和人群习惯选择合适的称呼。

（2）怎样让患者说话

问话是使对方开口的百宝钥匙。的确，恰当的问话可以按你的意图引出患者许多话来。但也应注意对患者不愿告人的事不问，对能勾起患者痛苦的联想、影响患者心境的事不问，对患者不熟悉或不懂的事不问。

（3）说话要看对象和情势

说话要因人而异。急性人喜欢开门见山，慢性人则愿意慢条斯理，思维型人讲究语言逻辑，艺术型人的语言富有风趣，老年人的语言唠叨重复，儿童说话滑稽有趣。

说话也要因势而异。对急性痛苦患者语言要少，话语间要给以深切同情；对长期卧床的患者，语言要带鼓舞性；对抑郁或躁狂人格的患者，语言以顺从和因势利导为宜。

（4）怎样宽慰患者

安慰性语言、鼓励性语言和劝说性语言可统称宽慰语。使用宽慰语时，要注意以下问题：祝愿只是吉利话，患者听后虽有几分满意，却得不到安慰；鼓励和劝说才能使患者看到光明前途和人生的意义，受到鼓舞，坚定生活的信念。

（三）发挥药物的积极心理效应

1. 药物的生理效应与心理效应

药物有生理效应。但是，服药的是人，人是有复杂心理活动的。研究表明，患者服药后，既产生生理效应，同时又产生心理效应，而且心理效应能影响生理效应。积极的心理效应可以加强药物的生理效应，消极的心理效应能削弱药物的生理效应。

药物心理学研究认为，药物的名称、商标、包装、产地、颜色、剂型、价格等均可使药物起到某种心理效应，给药医生的权威性和护士给药时的语言神态等，也使药物产生一定的心理效应。

药物的心理效应个体差异很大。安慰剂的作用对热情、善交际的人较明显；经济宽裕的人认为新药、价格贵的药效果好；儿童比较喜欢带颜色的药。

在临床上，一般来说，治疗感染性疾病时，药物的生理效应占主导地位，而治疗心因性疾病时，心理效应可能占主导地位。

2. 使药物产生积极的心理效应

在护士给药时，患者经常就药的品种和作用提一些问题，这正是实施心理护理的机会。护士可用关切的口气巧妙地回答："这药治您的病，效果很好""您用后可减轻疼痛"。例如，夜里有位患者失眠，护士送药时对患者说："这是疗效很好的催眠药，您不用着急，服后不久便会入睡。"经过这一积极暗示，患者服后效果很好。但在同一医院，某护士也给患者送安眠药，她对患者说："也没什么好药，老三样［甲丙氨酯（眠尔通）、氯氮卓（利眠宁）、地西泮（安定）］，多吃一片吧"，结果增加了药量，患者仍不能入睡。

（四）调整患者的饮食心理

1. 社会心理与饮食

人们都有这样的体验：在一定的日子里吃元宵、粽子、饺子、月饼、生日面条或蛋糕等食品时，特别有味道，这是因为这些食品已经变成了连接情感的食品，具有特定的社会心理学含义。同样，人们爱吃鱼翅、年糕或不吃猪肉等习惯，也不是从人体营养需要出发，而是由图吉利或是民族信仰等社会饮食心理需要决定的。

2. 个体心理与饮食

人们对食物的态度，除了上述社会心理因素外，更多取决于个体心理因素。

有的爱吃鱼不爱吃蛋类，有的爱吃豆油不爱吃花生油，因人而异。另外，人进食时的情绪、进食环境等对人们的饮食影响也很大。

3. 饮食的心理护理

人们的心理差异导致饮食品种和数量的差异，同时，饮食对心理又产生某种刺激作用。

大多数患者食欲不佳，可以用下述方法增加其食欲：

①医院应精心制作食物，在色香味形诸方面有所讲究，以刺激患者的食欲；②向患者介绍营养学知识，让患者理智调整自己的饮食习惯；③医院饮食应按营养需要进行配餐，按食疗需要进行供应；④恰当赋予食物以心理意义，如生日饭、连心汤等，以增加患者的食欲。

第四章　健康教育

健康教育是医学的重要组成部分，是医疗卫生工作的基础和先导。国内外大量实践表明，健康教育在提高人们的健康素养方面，在促进人们养成有益于健康的行为习惯和生活方式方面，以及在改善疾病防治效果和促进卫生服务利用方面，均发挥着重要作用。自 20 世纪 70 年代以来，健康教育在国际上得到了长足发展，逐步形成了其独特的专业理论体系，并被广泛应用到公共卫生、疾病预防、治疗与康复、妇幼保健、学校教育等众多领域。

第一节　概　述

顾名思义，健康教育是指为了保护和促进健康而对人们进行教育的过程。健康教育有目的、有计划、有组织地帮助个人、群体和社区学习健康知识，掌握健康技能，树立健康观念，提高健康素养，做出有益于健康的决定，养成健康的行为和生活方式，科学合理地利用卫生保健资源，保护和促进健康，提高生命质量。从医学的角度看，健康教育是对人们进行健康知识、技能和行为教育，从而解决健康问题，保护和促进健康的过程。从教育的角度看，健康教育是人类教育的一部分，其实质是把人类有关医学或健康科学的知识和技术转化为人们的健康素养和有益于健康的行为的过程，也是医学和健康科学通过教育活动进行社会化的过程。从狭义上看，健康教育的主要手段包括讲授、培训、训练、咨询、指导等；从广义上看，一切有目的、有计划的健康知识传播、健康技能传授或健康相关行为干预活动都属于健康教育范畴。另外，健康教育的核心是有益于健康的行为的养成，所以，为了保护和促进健康，有计划、有组织、有目的地对人们的行为施加影响的活动都属于健康教育的工作领域。

一、健康教育的目的、核心与实质

健康教育是旨在帮助对象人群或个体改善健康相关行为系统的社会活动。健康教育的核心是通过干预活动改善个体或群体的健康行为和生活方式，然而，个人行为受社会习俗、文化背景、经济条件、卫生服务等多种因素的影响，更广泛的行为涉及人们日常生活、工作和休闲的环境，如居住条件、饮食习惯、市场供应、社会规范、环境状况等。因此，要改变行为还必须改善有利于健康所必需的条件，如提供充足的卫生资源、有效的社会支持以及基本的医疗保健服务等。健康教育不仅仅是为了提高群众的医疗卫生知识水平，更重要的是树立健康的信念，采取各种方法帮助群众了解自身的健康状况，通过连续不断地学习养成健康的行为。所以，健康教育是有计划、有组织的系统的行为教育过程。

医药卫生是人类用以与疾病进行斗争，维护和增进健康的科学，而健康教育是开展一切卫生工作的重要前提。它是以信息传播和行为干预为手段，帮助个人和群体掌握卫生保健知识，树立新的健康观念，促使人们自愿采取有利于健康的行为和生活方式的教育活动与过程。

（一）健康教育的目的

通过传播健康知识和保健技术，影响个人和群体的健康行为，消除各种危及健康的有害因素，预防疾病，维护和促进个体、社会的健康，提高生活质量。

（二）健康教育的核心

帮助人们树立良好的健康观，促使个人和群体改变不健康的行为和有害的生活方式。应该客观地看到，很多不健康的行为并非都是由于个人的原因造成的，社会上的风俗习惯、经济条件、生活环境、卫生设施、保健服务等都会给人类健康带来影响，因此改变行为还必须改善影响健康行为的相关因素。

（三）健康教育的实质

健康教育的实质是干预，它为人们提供健康的必需知识和改变健康行为的技术与服务，对此，我们应该予以保证。1995 年，世界卫生组织西太平洋地区办事处在《健康新地平线》中指出："必须将技术和财政资源用于保证持久改进健康状况和生活质量上，而不是简单地应付眼前需要。卫生干预必须以人为中心，而不是以疾病为中心。"

二、健康教育的特性与分类

（一）健康教育的特性

健康教育专业技术的理论依据主要来源于医学、社会科学、行为科学、心理学、传播学、科普学、统计学等，既有自然科学的特点，又有社会科学与人文科学的特点，这就决定了健康教育的活动和过程也具备这些特性。

1. 科学性

健康教育是传播健康保健知识和矫正行为的技术。它应当是准确无误的、规范的，能使人们真正了解并正确掌握健康教育的方法。因此健康教育必须实事求是，内容正确，数据确切，方法得当，符合逻辑。

2. 针对性

健康教育的对象是整个人群。因为人群的构成不一，有很大的差异，如性别、年龄、职业、文化程度等，所以他们对卫生知识和健康教育的悟性、需求、接受能力、自觉实践的可能性也各不相同，教育必须有针对性，做到有的放矢。

3. 群众性

健康教育是一项有利于全人类的工作。从领导到群众，从专业卫生工作者到其他各界人士，不仅接受教育的人多，实施教育的人也多，要让健康教育做到人人皆知，个个参与。

4. 多样性

健康教育不能过于刻板，那样会显得枯燥无味。因为接受教育的对象兴趣与心理特点都有差异，所以健康教育的方式一定要注意多样性。

5. 可行性

健康教育在我国实施时间不长，人群的文化修养差异也很大，实践有一定的难度。实施教育是一项长期的工作，要深入研究教育的方式方法及它的可行性。

（二）健康教育的分类

健康教育的领域很广泛，主要可以从以下几个方面分类。

1. 按目标人群分

有城市社区健康教育、农村健康教育、学校健康教育、职业人群健康教育、患者健康教育、消费者健康教育、卫生相关行业（如饮食服务、食品卫生等）健康教育等。

2.按教育目的或内容分

有疾病防治健康教育、人生三阶段的健康教育、营养健康教育、环境保护健康教育、心理卫生健康教育、生殖健康教育（包括性病、艾滋病、安全性行为等）、安全教育、死亡教育以及控制吸烟、酗酒和滥用药物（吸毒）的健康教育等。

3.按业务技术或责任分

有健康教育的行政管理、健康教育的组织实施、健康教育的规划设计、健康教育的人才培训、健康教育的评价、健康教育的材料制作与媒介开发、社区开发的组织等。

三、健康教育的目标与任务

（一）健康教育的目标

帮助人群或个体掌握卫生保健知识和技能，提高全民族的身心素质和健康水平。《阿拉木图宣言》指出："群众有权利也有义务参与个人或集体的卫生保健计划的制订和实施过程。"健康教育者应努力促使人群共同努力，积极参与卫生保健活动，通过传播健康信息，帮助人们改变不良生活方式和行为习惯，减少和降低各种影响健康的危险因素，使人们在面临个体或群体健康相关问题时，能正确、有效地做出抉择。

通过教育的手段，创造"健康为人人，人人为健康"的氛围，改变人们的健康观念，促使人群或个人自愿采纳健康相关行为，改变不良行为、生活方式、环境危险因素，养成良好的卫生习惯，使人们有效地预防、减少各种慢性非传染性疾病的发生。

积极推动以预防为主的健康保健方针，防止非正常死亡、疾病和残疾的发生，降低医疗费用的支出，有效利用医疗服务。

增进人们自我保健能力，提高人们的健康心理素质，提高人们的自我健康管理能力，促进人们选择健康的生活、工作、学习环境。

（二）健康教育的任务

健康教育是培养健康行为的科学，必须得到公众、医务卫生工作者及决策者的认可，共同努力，一起实践。它涉及观念转变、认识到位、政策落实等方面，因此在进行健康教育的时候，要做好以下几个方面的工作。

1. 改变领导阶层的健康观

世界卫生组织有一项战略就是"人人为健康，健康为人人"。健康权是基本人权之一，是社会进步和经济发展的基础。领导阶层是决策者，应该关心人民的健康，成为健康教育与健康促进的先导。因此要促进各级领导健康观的转变，在他们各自所从事的工作上，给健康需求和健康活动最大的支持，并制定有利于促进健康的各项政策。

2. 提高人群对健康的认识

倡导全社会都能积极参与到健康教育与健康促进的社会变革中去，激发人群的健康责任感，提高广大人民群众对健康的认识，增强自控能力，努力改变不良生活习惯，消除各种危害健康的行为，同时要促进社区居民、各部门和卫生专业人员共同参与社区卫生决策活动。

3. 营造良好的健康外环境

健康教育绝非卫生部门一家的工作，健康教育活动是一项社会活动，应由全社会参与，包括卫生系统以及教育、财政、环保、交通等许多涉及卫生问题的部门，大家通力协作，共同努力，创造良好的生活环境和工作环境。

4. 推动医疗卫生部门观念和职能的转变

在实践健康教育时，医疗卫生部门理应成为这场伟大变革的先驱，明确医疗方向转向健康教育与健康促进的意义，并以实际行动去实践这项工作。

5. 促进社会主义精神文明建设

提高全民族的思想道德素质和科学文化素养，建立起与社会主义市场经济相适应、与社会主义法律法规相协调、与中华民族传统美德相符合的社会主义思想道德体系，树立正确的世界观、人生观和价值观，克服日常生活中的陋习，移风易俗，倡导健康文明的生活方式。

四、健康教育的形式与方法

实践健康教育与任何类型的教育一样，均有一定的载体和方式。为了达到健康教育的目的，应当摸索较好的健康教育的形式和方法，如演讲、报告、咨询、广告、宣传栏、科普杂志、影像资料等，可根据不同的对象选择不同的教育方法，尽可能运用生动活泼、群众喜闻乐见的多媒体教育，同时还必须注意教育效果。

（一）语言交流教育

1. 专题讲座

专题讲座指主题比较明确、知识性较强的医药卫生科普演讲。演讲内容需要具有一定的指导意义，演讲时深入浅出，条理清晰，使人容易理解接受。如能配合使用标本模型及多媒体，则效果更好。

2. 座谈会

座谈会即针对性较强、带有讨论形式的小型会议。其形式比较宽松，会前做些准备，使与会者能环绕中心内容畅所欲言，各抒己见，进行热烈的讨论即可。参加会议的人数不宜过多，应让与会者都有发言的机会。

3. 咨询

咨询指解答教育对象的问题，指导和传授相关知识，尽可能使教育对象消除疑虑并解决所提出的问题。承担咨询的工作人员要有良好的职业道德和服务态度，具备丰富的理论知识和业务能力，解惑时要耐心，释疑时要确切。

4. 报告会

报告会应目的明确，内容丰富，重点突出，实事求是，联系实际，可穿插一些生动的事例和确切的数据，以增强说服力。会议的组织和安排要有计划、有条理，报告人要有准备，善于控制会场气氛，并注意报告会的效果。

5. 小组活动

将教育对象分为若干个小组，分别进行健康传播活动，如孕妇学习班、老年人的慢性病防治班等。该传播形式使接受教育者融于群体之中，通过模仿及从众心理机制的影响使其更容易接受新观念、新思想，达到同化作用，而且其传播效果持续时间较长。

6. 个别劝导

个别劝导即个别谈话。上门谈心，动之以情，晓之以理，是深入开展健康传播的一种良好的形式。这种形式更容易了解个人情况，说清问题，如果运用恰当，可以达到事半功倍的效果。

（二）文字表达教育

1. 宣传栏

宣传栏可以刊登短小精悍的文章，内容生动，图文并茂。文章不宜过长，但要通俗易懂。版面上可多安排几篇不同内容、不同形式的稿件，还可以穿插一些图画、照片，配些色彩，定时出版，定时更换。

2. 报纸杂志

报纸杂志的特点是信息量大，时效性强。其内容可以是通俗的，也可以是有一定专业性的文章。文章形式不拘一格，可以是专题报道、讲座、新闻、评论、读者问答、科普文章、文艺作品等；文章内容以健康教育为中心，宣传国家的方针政策，介绍预防、保健、康复的知识，但要注意思想性、科学性、通俗性、趣味性和实用性。

3. 标语广告

标语广告最大的特点是简洁明了。其多在各种公共场所挂贴，短短几句话语，含义明确，使人一望而知，如配以灯光色彩，则更富有吸引力，能起到很好的烘托作用，是一种直观、方便、价廉物美的方法。

（三）多媒体教育

多媒体教育即充分运用光、电、声的作用，把健康教育的内容与文学艺术结合起来形成新型的视听教育，包括电影、电视、录音、幻灯片等。多媒体教育的手段形象真切，生动活泼，教育内容更容易被人接受，也是最受人欢迎的一种教育方法。

1. 电视

电视覆盖面最广，利用率最高，传播信息较及时，无论是科普卫生知识还是有关健康教育的文艺节目，均会受到群众的欢迎。

2. 幻灯片

幻灯片是较常用的一种方法，常在报告会、专题讲座时配合应用，使人印象更深刻，常能起到更好的效果，也可以单独作为健康教育的工具。

（四）文艺演出

我们还可以采用文艺演出的方式对人们进行健康教育，如曲艺、戏曲、歌曲、舞蹈等，通过情节构思、人物塑造、艺术加工，使健康教育的内容更生动。曲艺形式道具简单，演职人员不多，不受场地限制。演讲故事在农村中较流行，并且不拘场所，不拘形式，是健康教育的好方法。为了组织好健康教育工作，可以以健康教育为主题组织文艺汇演，如果能进行电视转播则能产生更好的效应。

（五）综合教育

综合教育是最常用的方法，其主要是举办各种形式的健康教育与健康促进的展览会，以形象教育为主，配合文字教育、语言教育、声像教育等形式，系统地向广大群众进行卫生工作方针政策宣传和卫生知识教育，内容可以是综合性的，也可以是专题性的。展览会形式可以是固定的，也可以是流动的；可以是永久性的，也可以是临时性的。举办展览会需要耗费较大的人力、物力、财力，需要充分构思展览脚本，确定主题，划分单元，编写标题文字，拍摄照片，布置展厅，准备实物标本，有时可适当配备一些演出、电影、讲座等。

五、健康教育活动与模式

健康教育活动是有计划、有组织、有系统和有评价的过程，是整个卫生事业中不可分割的组成部分，也是创造健康社会大环境系统工程的一部分，它不仅是卫生行政部门及卫生专业人员的重要工作，而且必须有其他相关的非卫生部门及社会各界人士的参与。健康教育活动过程需要通过两个途径实施：一是通过有计划、有系统、广泛的社会实践进入社会，为人们提供行为改变所必需的知识、技术和服务，并以此来获取经验；二是通过自我学习或互相学习，学到必需的技能。

健康教育中也要进行健康和卫生知识的传播。健康教育不同于卫生宣传教育，卫生宣传教育也不是健康教育的全部内容。卫生宣传教育是一种单纯的宣传和大众传播的手段，无疑在普及卫生科学知识中起着很大的作用，但对于今天的健康新概念的要求来说，它无法确立新的健康观，也无助于人们建立健康行为与良好的生活方式，所以，它虽然是健康教育中的重要手段，但不是健康教育。我们可以这样说，健康教育起源于卫生宣传教育，是卫生宣传教育的延伸，并还将向更广阔的空间发展，这是社会发展的必然结果。

很显然，随着社会和科学技术的发展，医学模式也在不断改变，从历史上看，健康教育的模式也在改变。

（一）健康教育医学阶段

20 世纪 70 年代以前是以疾病为中心的时期，当时以机体功能为出发点，强调治疗与疾病预防，为健康教育医学阶段。

（二）健康教育行为阶段

20 世纪 70 年代早期，由于人类的疾病谱已发生了变化，传统的疾病防治手段对提高人们的生活质量已效果不佳，从而使健康的生活方式被引入了医学理论之中。健康教育开始进入新的时期，此即健康教育行为阶段。

（三）健康教育社会、环境阶段

20世纪80年代以后，人们的行为与生活方式在很大程度上取决于社会环境的制约，健康促进的概念得到了进一步发展。它强调以健康为中心、以全社会参与为基础，这样才能保证全民的健康卫生保健事业进入健康教育社会、环境阶段。此阶段充分说明随着社会的发展，健康教育的重要性已逐步被人们所认识、所接受，并转变为自觉的行为。

六、健康教育的意义

（一）健康教育是医学发展的必然趋势

当今我国疾病死亡谱发生了根本性的变化，其死因不再是以往的传染病和营养不良，而是被慢性非传染性疾病所取代，心血管疾病、肿瘤、脑血管疾病已成为人类主要的死因。研究表明，这些疾病多与不良的生活方式、行为和环境因素有关，这点已经得到全世界的认可。随着人们对健康认识的不断深入，实践证明，只有通过健康教育促使人们自愿地采纳健康的生活方式与行为，才能减少致病的危险因素，预防疾病，促进健康。健康教育是人类与疾病做斗争的发展趋势和客观需要，也是医学发展的必然结果。健康教育对防治疾病、促进健康具有十分重要的社会意义。

（二）健康教育是实现初级卫生保健的战略措施

《阿拉木图宣言》指出，健康教育是所有卫生保健问题、预防方法及控制措施中最为重要的，是能否完成初级卫生保健任务的关键。第36届世界卫生大会和世界卫生组织（WHO）委员会第68次会议提出了"初级卫生保健中的健康教育新策略"，强调健康教育是策略而不是工具，为了充分发挥健康教育的作用，应该把健康教育作为联系各部门的桥梁，以协调各部门共同参与初级卫生保健和健康教育活动。自我保健是自我预防、发现和治疗疾病并采取卫生健康行为，目的是维护和增进健康，调动并发挥自身的健康潜能和个人的主观能动性，从"依赖型"向"自助型"保健模式转变，从而增强人们对健康的责任感。自我保健不能自行产生，只有通过健康教育增强人们自我保健意识，增强自我保健的自觉性和主动性，在生理上进行自我检查、心理上进行自我调节、行为上进行自我控制和人际关系上进行自我调整，以此来提高人群整体健康水平。

（三）健康教育是一项投入少、产出高、效益大的保健措施

健康教育可改变人们不良的生活方式和行为，减少患病的危险，是一项一本万利的事业。美国医药协会调查显示，花 1 美元用于健康教育，就能节省 6 美元的医疗费用。目前，心血管疾病、恶性肿瘤是主要死因，在大多数国家，饮酒引起的事故和疾病也是过早死亡的一个原因。开展健康教育，让广大人民群众掌握卫生保健知识并将其付诸实践，成年人的死亡总数可以减少 1/2 以上。如果用医疗手段把人群的人均寿命增加 1 岁，估计每年要花几十亿美元才能奏效；然而，如果人们合理进食、经常锻炼、不吸烟、适量饮酒，那么，花费较少的钱甚至分文不花，就能使人口预期寿命增加，可见健康教育的效果是十分显著的。而且相对于医疗手段来说，将大大降低投入成本，从而节约医疗资源。

（四）健康教育能促进社会精神文明建设

健康教育是精神文明建设的重要组成部分，其不仅包括健康信息的传播，还包括法律法规、心理卫生等。目前，在一些偏僻的农村地区，由于缺乏科学知识，封建迷信思想还有所残留，仍有一部分人相信"鬼"与"神"，有病时求巫不求医，严重损害了人们的健康。消除封建陋习是精神文明建设的重要内容，只有通过健康教育使群众掌握科学知识，自觉破除封建迷信思想，加强自身文化建设，才能推动社会精神文明建设。

第二节　健康的概念

身体的健康与否不能只从外表加以评价，外表看上去健康的人身体不一定真的健康，外表纤弱的人身体不一定真的不健康。看上去外表非常强壮的人可能因为心脏负荷的不协调而猝死，而看上去身体纤弱的人也可能由于体内功能协调而健康长寿；有些高血压、糖尿病患者自感症状不严重而不定期就医和服药，导致最终出现脑卒中、冠心病、心血管疾病等严重并发症，严重降低了生活质量。

心理健康是现代健康概念的有力补充和发展。由于人具有社会人和自然人的双重属性，在生活中难免会受到社会因素的影响和干扰，如疾病、失业、子女教育、居住环境以及孤独、紧张、恐惧、悲伤、失落等情绪，都会对人们的

身心健康造成不同程度的损害。伴随着城市化的加剧和人们生活节奏的加快，人们的身心健康问题逐渐成为突出的社会问题。

现代科学健康观普遍认为，健康不仅指一个人身体没有出现疾病或虚弱现象，还包括一个人在生理上、心理上和社会适应上的完好状态。现代健康的含义是多元的、广泛的，包括生理、心理和社会适应三个方面。这提示了人体的整体性，即人体的生理与心理的统一，人体与自然环境及社会环境的统一。正确认识并处理好人与环境的关系是树立健康科学观的基础，也是探索健康的生态学基础。相信这种认识必将健康观从被动地治疗疾病转变为积极地预防疾病，促进健康；从单纯的生理标准扩展到心理、社会标准；从个体诊断延伸到对群体乃至整个社会的健康评价；既考虑人的自然属性，又侧重于人的社会属性；既重视健康对人的价值，又强调人对健康的作用，并将两者结合起来。这种对健康与疾病、人类与健康多因多果关系的认识是健康观念的更新。

一、健康的维度

世界卫生组织提出，健康是指生理、心理和社会适应的完好状态，而不仅仅是没有疾病或不虚弱。以下将通过对健康概念的 10 个维度（图 4-2-1）的描述来帮助人们全面认识和理解健康的概念。

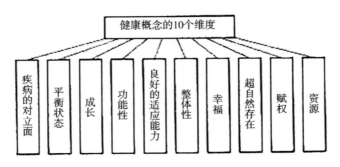

图 4-2-1　健康概念的 10 个维度

（一）健康是疾病的对立面

从健康是疾病的对立面这个角度来看，健康和疾病被视为两个对立的状态，即健康是没有疾病的状态。

当健康被定义为没有疾病时，则通过使用一种疾病标志和症状来对健康状况做评估。这种对健康的定义很大程度上是由生物医学的机械主义概念所导致的，医生主要把人看作一个生化系统。

卫生保健专业人员通过症状和客观指标对疾病进行诊断。健康是一种常态，而疾病在正常范围之外。医疗模式依赖于对疾病的诊断而不是定义健康，它仅仅将健康定义为没有疾病。因此，健康仅是在正常范围内，最佳状态却很难被认识和实现。

（二）健康是一种平衡状态

在流行病学框架中，健康的定义来源于"健康—疾病—死亡"这一既连续又统一的过程。这一过程的关键是环境、致病因子和遗传因素的相互作用。人类宿主、潜在致病因子和环境因素在疾病形成前的初步相互作用被称为发病前期（即疾病发生前的阶段），发病前期是健康的一个阶段。宿主潜在的致病因子和环境之间的平衡反映了健康状况中固有的平衡，直到有诱发疾病的刺激引起人体系统的变化，即发病。发病前的过程可以看作环境中的过程，而发病过程则是发生在人体中的过程。

疾病是一种不平衡的状态，而健康是一种平衡状态，这种平衡是通过多种因素的相互作用来实现的。健康的平衡反映在这些因素相互作用的性质和强度上。生理、心理、社会、文化、精神、政治和经济之间的相互作用，有助于每个个体、家庭、群体和社区的健康。健康是一种特殊的状态，也是这些因素平衡的结果。

传统文化意识形态也影响着健康，如中国传统医学所强调的阴阳和谐就是一种平衡。阴阳被形容为被动和主动、阴气和阳气、培养和刺激以及地下和天上，当这些看似相反的力量共同作用时，能量是平衡的。阴阳失衡被认为是一种疾病的状态。个体的习惯和信仰不是独立存在的，而是其所处文化体系的组成部分，这个体系决定了个体对待健康和疾病的态度。每种文化都有其各自处理相关健康和疾病的经验与方式。

（三）健康是成长

人类被认为具有不断增强和支持成长的能力，这是一个贯穿整个生命周期、持续不断的发展过程。每个生命阶段的整体健康的概念包括具备认知、生理和心理能力，是整个生命周期的健康成长过程的一部分。每个阶段的成长都有相应的衡量标准，应按照既定的预期进展模式进行评估。在某一特定阶段未能具备某些技能可能会阻碍下一阶段的成长。

老龄化的概念在健康的生命周期定义框架中需要被关注。在其最狭义的定义中，老年被定义为生命的最后阶段。预期的衰退时间，即预期的结果是依赖和无助。从更广泛的角度来看，老龄化是一个复杂的文化问题，而不是仅仅通过生物学参数来定义。虽然老年人的体能和对生活的期望可能有所改变，但他们仍有充分参与生活的能力。以这种观点来看，老龄化是一个不确切的术语，可以理解为一种损失和一种目标。衰老的过程也是生命的过程。

当人们从疾病的角度看待健康时，疾病将有机会被视为一个潜在的成长催化剂。如果健康和疾病共存，那么在患病时通过生活意义感、自我认识、积极改变和对生活事件的重新定义认识健康。同样的，在临终之际，转向帮助个人和家庭寻找即将到来的死亡的意义，并更好地安度晚年生活——临终关怀，达到促进健康的目的。

（四）健康具有功能性

健康被视为满足关键生命功能（生理和心理功能）的能力。生理功能包括消化、呼吸、睡眠、清除毒素和循环功能等；心理功能包括行为、交流和情绪发展功能等。健康的个体应该满足这些基本功能。同样，家庭能够通过物质、情感、教育和社会支持活动等支持他们的成员。

当个人、家庭、团体和社区的功能受到限制时，个体的健康状况就会发生改变。适应问题不仅包括个体去适应环境，还包括改变环境去适应个体。从这个角度来看，残疾被视为一种不同的能力，是一种需要改变环境以便一个人能够实现至关重要的生命功能。

康复是一种预防措施，重点是恢复剩余的能力来维持功能。即使该功能被修改，个人的强项和能力也会以不同的方式实现功能的恢复。

参与健康活动取决于个人的整体健康相关技能。例如，健康素养是理解旨在改善健康的信息所必需的主要技能。健康素养是获取、理解和处理基本的健康信息和服务，并据此做出健康决策的能力。因此，健康素养会影响功能健康。

（五）健康是良好的适应能力

健康作为良好的适应能力，考虑了健康的决定性因素。遗传、环境、医疗卫生服务和生活方式被确定为人类健康的四大影响因素。这些影响因素中的每项都很重要。当前，在公共卫生领域特别关注个人生活方式对个人健康的影响。然而，仅仅关注生活方式，而不是将健康视为多重决定因素的结果，则很容易导致"责备受害者"。当生理、心理、社会、文化和政治因素的复杂混合被低估时，个体将不得不承担不健康的生活方式所导致的结果。

虽然生活方式只是决定健康的四大因素之一，然而却是个体所能主导的选择。某些生物因素虽然是可改变的，但在很大程度上是无法控制的。健康的环境决定因素往往由更宏观的因素所决定，一般个人、家庭和社区无法控制。此外，医疗卫生服务的可用性、可获得性、可承受性、适当性、充分性和可接受性可以减少健康的不平等。没有一个因素能够单独决定一个人的健康。健康是由这些力量的相互作用所决定的。

环境是健康的关键决定因素，不能孤立地看待生活方式。健康的生态模式强调人与环境之间的相互关系。认识到内在和外在因素、社区和组织因素以及公共政策的影响，是全面了解健康相关行为和干预措施的必要条件。为解决公众健康问题，公共卫生专业人员需要对各种健康决定因素有全面理解。

（六）健康具有整体性

从系统理论的观点来看，个人、家庭或社区的各个方面都是相互联系和相互作用的。人体是由相互作用的子系统构成的，他或她同时是家庭和社区的一个子系统，这也是彼此相互影响的部分。每个系统同时是一个子系统和一个上级系统。在这个框架中，健康可以被视为系统完整性和统一性的结合体。

健康是个体潜能的完全发展。幸福模式着眼于机体的整体，包括物理的、社会的、审美的和道德的——不仅仅是行为和生理方面。在幸福感的意义上，健康是完整的。健康是人类系统奋斗的目标。

个人健康受到家庭健康的影响，一个成员的健康影响着其他家庭成员的健康。同样地，家庭是在群体、社区和社会的背景下被观察的。国家作为世界的一部分，在影响世界卫生的同时也受到世界的影响。健康不再仅仅由个人指标决定。越来越多的证据表明，个人健康和社区健康是相互依存的。

（七）健康体现幸福感

根据世界卫生组织给出的健康定义，健康包括 4 个方面的内容，即身体健康、心理健康、社会适应健康与生理健康。

有专家利用世界卫生组织对健康的定义来扩展高层次的健康理念。在这个理念中，健康不仅在身体和精神层面上，同时也在家庭和社区层面上，且具有兼容性。个人的高水平健康被定义为一种综合的存在和发展方式，以最大限度地发挥个人潜能为目标。它要求个体在其所处的环境中，保持连续的平衡和方向。实际上，健康的动态本质意味着健康潜力的最大化。换句话说，健康并不是一个完整的静态状态，而是在持续的基础上保持完整性。当一个人、一个家庭、一个群体或一个社区朝着一个目标有目的地移动时，平衡和动态将结合在一起。

通常人们所说的"感觉健康"是一种主观的幸福感——对个人指标的主观解释，产生一种模糊的感觉，认为一切都很好。总体幸福感包括以下因素：情绪、信念、性情、行为，处境、经历和健康。幸福是一个不精确的术语，包括主观和客观的定义及测量方法。它可能包括满意或不满意的自我报告、一个持久的情绪水平或短暂的情绪状态、外部环境条件、生化相关行为的存在或缺失等。众所周知，不同的人有不同的方式体验幸福。人们所追求的幸福可能没有正式的定义，也没有明确的指导方针。然而，个体确实知道并理解达到这个状态的一些方法，因而也许没有必要或不可能对某些人的经历有一个精确而客观的定义。

（八）健康是超自然存在

将健康视为一种超自然存在，是因为看到了人类成长和发展的无限潜能。健康就是自我发现的过程。要重新定义健康，就要放宽边界。健康被认为是与浩大的宇宙相互关联的，它融合了情感和精神的因素。自我是基于一种远远超越其普通含义的定义而探讨的；自我成为表现或表达比我们的始发地和目的地更大的物体。身体心灵的内在过程被理解为一个统一的整体，它具有巨大的潜力去体验、改变和表达健康。

一个人对一种体验或事件的认识与整体健康体验有着不可分割的联系，这就是感知。这些感知影响了一个人的选择，也会对健康产生影响。在探索精神与健康之间的关系时，人们普遍认为精神的概念被高度个性化和情景化，缺乏一个公认的明确的定义。精神被进一步理解为一个人的内在意识，比个体的自我更伟大，也被理解为超越当前环境的意义。正是这种意义感和目的感支撑着一个人获得控制和掌控自己所处环境的能力。

（九）健康是赋权

赋权乃是个人、组织与社区借由一种学习、参与、合作等过程或机制，获得掌控自己本身相关事务的力量，以提升个人生活、组织功能与社区生活品质。赋权通过公民参与、协同合作、非正式协助系统等方式，使人们相信自身是有能力的，事情是可控制或有改变的可能性的，专业者在这个过程中所扮演的角色是合作者与促发者。卫生专业人员必须认识到和尊重个人有权将自己的经验作为授权过程的一个组成部分的重要性。没有这一点，专业人员就会通过为个人设置健康议程而影响他人的生活。个人、社区与卫生保健专业人员和其他人合作，致力于实现个人健康的愿景。

文化价值观、态度和行为被视为个人健康的组成部分。加强社区行动可以加快赋权进程，只针对个人的改变会减慢这个过程。因此，当社区居民动员起来关注健康问题并发起集体行动以求得整个社区的福祉时，就能最大限度地加快赋权进程。

健康赋权的观点包括相信个人拥有众多不同的有助于决定他们健康的自我保健能力。人们需要一定的自我保健技能来控制和指导自己的生活过程，而社区的变化取决于社区成员的自我指导能力。自我保健能力是指个人和社区掌握专业人员传递的必要的技能和知识的能力。

健康赋权的实现依赖于卫生服务系统内部权力的重新分配。当个人决定采取有益于健康的行动时，健康的决定权往往从卫生服务部门转移到个人。尽管健康赋权强调个人参与以及更广泛的社会责任，但创造健康的公共政策和环境，使得在其中的个体能够更好地做出有利于健康的选择，仍然是健康促进工作的基础。

（十）健康是一种资源

世界卫生组织强调个人或群体必须能够识别和实现愿望，满足需求，改变或应对环境。因此，健康被视为日常生活的一种资源，而不是生活的目标。健康是一个积极的概念，强调社会和个人的资源，以及身体的能力。健康作为一种生活资源的理念扩大了健康的定义及其决定因素，其中包括考虑到健康或非健康的环境，而不仅仅是强调个人生活方式的策略以达到健康。

作为日常生活的一种资源，健康是一种应对生活挑战和照顾自己的动态能力。作为日常生活资源的健康形象延伸到了社区、社会和世界范围内。世界卫生组织和联合国开发计划署、世界银行等其他联合国机构已经认识到，健康是人类发展的核心。健康作为一种资源，整合了社会和文化层面，并包括平等（享有平等和获得健康的权利）、参与（系统与社会之间的相互责任）和效率（适当使用现有资源）。个人、社区、社会和全球健康是相互联系、密不可分的资源。

对健康的定义不仅会影响到个人决策，也会影响地区、国家和全球层面卫生政策和计划的制订。健康的定义是动态的，融合和探索健康新定义是无止境的。随着健康的重新定义，人们和社区有更多机会扩大其含义和意义，健康教育和健康促进工作也有了新的更广阔的前景。

二、健康的影响因素

21世纪，人类健康与社会发展正面临前所未有的挑战：气候恶化、生态失衡、环境污染、资源短缺、药物滥用、传染病暴发及其他突发事件频发；食品安全事件不仅直接影响人们的健康，也影响了社会和谐；不健康的生活方式导致慢性病日趋加剧……所有这些问题，已经成为制约我国健康与社会发展的瓶颈。目前的保健学家通常把这些因素归结为四大类,即环境因素、生物学因素、行为与生活方式因素及医疗卫生服务因素。

(一)环境因素

环境创造了人类,人类依存于环境、受其影响并不断与之相适应;人类又通过自身的生产活动不断改造环境,使人与自然更加和谐。生活环境对人类的生存和健康意义重大。适宜的生活环境,可以使人类健康长寿;反之,如果人类对生产和生活活动中产生的各种有害物质处理不当,使环境受到破坏,不仅会损害现在人类的健康,甚至还会威胁子孙后代的健康。

1. 自然环境

自然环境是人的生命之源,是人类赖以生存的物质基础。人们离不开自然环境的供给,包括空气、水、阳光、蔬菜、动物、粮食等。然而,随着现代化、工业化的飞速发展,自然环境在给人类提供必需营养的同时,也随时产生和传播着危害人类健康的各种有害物质。臭氧层位于平流层,它使地球上的生命免受有害的太阳紫外线的辐射。然而近几十年来,工业制冷的合成化合物氯氟烃、卤代烃、气雾剂、绝缘泡沫、阻燃剂、一氧化氮和甲烷等的大量开发和排放,使臭氧层遭到破坏,导致"臭氧空洞"现象。臭氧层的耗减将增加晒斑、白内障和表皮损害的发病率,减少维生素 D 的合成,导致皮肤癌。此外,持久性有机污染物的跨界污染已成为人类面临的严峻挑战。持久性有机污染物在自然环境中降解缓慢、滞留时间长,可以沿食物链逐级放大,导致低浓度存在于大气、水、土壤中的持久性有机污染物可通过食物链对处于最高营养级的人类造成严重损害,不仅会导致人类肝、肾、神经系统等器官组织中毒,还具有致癌性、致畸性和致突变性等危害,而且具有干扰内分泌造成人类生殖和繁衍能力下降的危害。

2. 社会环境

社会环境包括政治、经济、文化、教育等诸多因素。在社会环境中,政治制度的变革、社会经济的发展、文化教育的进步与人类的健康紧密相连。例如,不良的风俗习惯、有害的意识形态都会影响人类的健康;而经济发展带来的废水、废渣、废气及噪音也对人类的健康产生了极大的危害。

过快的城市化进程造成了贫穷、环境退化和无法满足的人口需求,带来了拥挤、大气污染、水资源缺乏、"三废"处置问题、传染病的流行、交通事故的增加、贫困、失业、城市热岛效应等众多问题,给人口健康带来了不良影响。

在城市中聚集的贫困人口和受教育程度低的人群成为健康弱势群体，健康状况较差。此外，城市工业所造成的空气污染、水污染等环境问题给城市人口的健康保障带来极大的挑战。

（二）生物学因素

生物学因素对健康的影响主要包括生物性有害因素、遗传因素两个方面。随着预防医学的发展和诊疗技术的提高，生物性有害因素致病概率在不断下降，治愈率在不断提高，因此其对健康的危害正在退居次要地位。

1. 生物性有害因素

生物性有害因素的来源非常广泛，可能是地方性的，也可能是外源性的；可能是人类造成的，也可能是人畜共同造成的；可能是生活性污染，也可能是生产性污染。生物性有害因素可能导致多种疾病出现，给个人、家庭和社会带来严重的负担。

（1）传染病与寄生虫病

传染病和寄生虫病是生物性有害因素导致的最主要的一类疾病。传染病是指能够在人与人之间或者动物与人之间相互传播的感染性疾病。肺结核是传染病之一，新中国成立以来，由于社会经济的发展，以及大力开展爱国卫生运动和初级卫生保健工作，我国人群的传染病得到了很好的控制。据卫健委统计，传染病已不是我国城市地区前十位死因，但传染病和肺结核仍然是我国农村地区第七位死因。在我国的县级医院住院患者中，传染病和寄生虫病占全部患者的 5.59% 和 7.52%。寄生虫病仍然是危害我国人群健康的主要公共卫生问题之一。

（2）食物中毒

食物中毒是由食品污染所引起的一类急性非传染性疾病，可分为细菌性和非细菌性食物中毒两大类。

（3）过敏性疾病

空气生物污染，尤其是室内空气中的生物气溶胶（主要含病毒、细菌和真菌等）常常引起呼吸系统疾病，其中以哮喘等过敏性疾病最为常见。

（4）癌症

一些生物病原体可以导致癌症，如乳头瘤病毒可致宫颈癌，乙型和丙型肝炎病毒可致肝癌，EB 病毒可致鼻咽癌，幽门螺旋杆菌可致胃癌，血吸虫可致胆管癌及膀胱癌，艾滋病毒可致淋巴肉瘤等。

（5）畸胎

孕妇一旦被生物病原体感染，母体和胎儿的健康及生命都将受到严重威胁。有一些感染可能并没有明显症状，但会增加胎儿有缺陷的概率。病原体还可能在怀孕和生产期间传染给胎儿。

（6）其他急、慢性疾病

目前普遍认为空调病（又名病态建筑综合征）与建筑物换气不良、空气中细菌和真菌大量繁殖有关。一些生物病原体还可能是诱发或加重某些慢性病的重要原因，如幽门螺旋杆菌可诱发胃十二指肠溃疡。目前，科学家们还在探讨生物病原体在慢性心血管疾病、呼吸系统疾病、内分泌疾病和泌尿系统疾病等疾病的发生和发展过程中的作用，人工免疫和抗生素有望在慢性疾病的预防和控制中发挥作用。

2. 遗传因素

遗传是生物界存在的普遍现象，一切生物在繁衍过程中都是按照自己的模式产生后代的，每一物种的个体都继承了前代的基本特征。遗传是人类和各种其他生物在世代间得以种族延续的基本条件，是决定人体健康发展与变化的先天因素。但是另一方面，许多疾病的发生也与遗传因素密切相关，如肿瘤、心血管疾病、高血压、糖尿病、精神疾病等均与遗传有关。随着研究分析技术的不断提高，因染色体异常而引起的遗传病不断被发现，现已达数千种之多。遗传病是一种发病率很高而且对人类危害极大的疾病。据专家估计，我国现有的三亿多儿童中，因遗传原因造成智力低下的有1 000多万人，它给国家和家庭带来了极大的经济压力和精神负担。而预防遗传病对国家的富强、民族的昌盛和家庭的幸福都有着非常重要的意义。

（三）行为与生活方式因素

行为与生活方式因素是指人们自身的行为和生活方式给个人、群体乃至社会健康带来直接或间接的影响，它对健康的影响具有潜袭性、累积性和广泛性的特点。目前，行为与生活方式因素已经成为危害人类健康最主要的因素。大量流行病学研究表明，人类的行为与生活方式同大多数慢性非传染性疾病关系极为密切，改善行为与生活方式可有效控制这些疾病的发生、发展。

1. 不良的生活行为方式

（1）不良的饮食行为方式

不良的饮食行为习惯中最异常的表现是饮食障碍，常见的有过食、贪食和神经性厌食等，进而造成肥胖症或体重过轻。肥胖的原因很多，其中一部分肥胖者是由于心理负担重、情绪不悦、无聊、生气、寂寞、孤单等原因造成的，他们通过过食、贪食，借助胃的填充来缓解紧张的情绪，排解心理上的空虚，弥补对生活的不满，以消极的生活方式对自我进行调适。神经性厌食症是一种节食不当引起的严重的病症，患者对食物极度厌恶，甚至恐惧食物。神经性厌食症患者多为青年期的女性，她们往往对自己身体形象过分在意，甚至将美感扭曲，即使骨瘦如柴也觉得比以前美丽。

（2）不良的睡眠生活方式

失眠是不良睡眠生活方式中最为常见的一种表现，主要表现为上床后很难入睡；时睡时醒无法进入沉睡阶段，睡觉不能消除疲劳；入睡困难，容易惊醒，醒后难再入睡。失眠原本只是机体的一种正常反应，一般是暂时性的，会随着导致失眠的情境性因素的解除而自然缓解。有心理学家认为，失眠常常是由于担心失眠而造成的。因为睡眠是不能随意控制的生理功能，越是努力强迫自己入睡，就越难以入睡，从而造成睡眠障碍。

（3）不良的性生活方式

不良的性生活方式主要是指性的禁锢或性的放纵。近几十年来对性科学的研究认为，90%以上的性功能障碍都是心因性的。人类的性行为不仅是性伴侣之间的私事，而且与婚姻、家庭、子女教育问题等都存在直接的联系。不负责任的性行为会造成家庭的解体、离婚率的提高，引起子女抚养、教育等一系列问题。性的放纵造成性疾病的传播，特别是艾滋病，给身体健康和社会均会带来严重危害。

2. 社会成瘾生活行为方式

成瘾行为是指个体出现强烈地、被迫地连续或周期性地渴求某种有害物质的行为，其目的是取得或维持某种特殊的心理快感或避免停用时的痛苦，为此用量有逐渐增加的趋势。传统的成瘾行为是指药物依赖，现代社会关注的成瘾行为大大扩展，如吸烟、酗酒、吸毒等，也包括电子游戏成瘾、电视成瘾、网络成瘾等。

（1）药物滥用的成瘾生活行为方式

吸烟。吸烟成瘾者血液内存在一定浓度的尼古丁，当尼古丁浓度下降时吸烟者就渴望恢复原有的状态。如果烟瘾得不到满足，就会心慌意乱、烦躁不安、无所适从，身心机能活动水平下降，并且千方百计地寻找吸烟的机会，严重影响生活与工作。

酗酒。酗酒者的特点是对饮酒不能自控，人格特征表现为被动、依赖、自我中心、反社会行为、易生闷气、缺乏自尊、对人疏远等。酒醉后对情绪、行为的控制能力下降，病理性的醉酒会出现意识障碍，产生幻觉、错觉、被害妄想，有显著的情绪兴奋，易被激怒，容易出现攻击性、破坏性行为。在社会病理和个体精神病理的影响下，饮酒极易发展为酒精滥用和酒精依赖。

吸毒。吸毒是对药物的滥用，是一种成瘾行为。研究表明，吸毒者有明显的人格问题，如社会性不足、情绪调节较差、易冲动、缺乏有效的防御机制、追求立即的满足，其心理处于不健康的状况。

（2）与社会科学技术相关的成瘾生活行为方式

电子游戏成瘾行为。在电子游戏成瘾问题上，青少年显得尤其突出。他们迷上电子游戏后常常会发生学习困难的情况，变成只善于对游戏机做出反应的小机器人，减少与同伴交往的机会，社会交往能力下降，对其他娱乐方式、工作、学习都不感兴趣；游戏"过关"时的高分数，能建立成就感，也能增强动作技能的协调性，但专注于单一的电子游戏活动，难以获得全面的发展和多种能力的提高，影响判断力和创造力的发展。有的孩子甚至为了满足"游戏瘾"，靠不吃饭省钱、偷窃等方式攒钱打游戏，自控能力下降，行为带有明显的破坏性和危害性。

电视成瘾。电视是人们重要的休闲娱乐方式，也成为现代人了解社会、获取信息、增长知识、拓宽视野的重要途径。电视成瘾者，以电视为中心，社会交往对象是电视，对现实的接触以电视为蓝本，具有一定的虚拟性，常对自我的现状和未来、工作的问题、家庭的问题采取逃避的态度和行为方式，解决问题的能力下降，影响了学习、工作、生活的质量；沉迷于电视，生活缺少进取的目标，离开电视会出现孤独、无聊、无趣等反应。

网络成瘾。网络成瘾指的是成瘾者无节制地花费大量时间和精力在网上冲浪、聊天或玩网络游戏，并且这种对网络的过度使用会影响生活质量，降低学习和工作效率，损害身体健康，导致各种行为异常、心境障碍、人格障碍和神经系统功能紊乱。其典型表现是生物钟紊乱、睡眠障碍、情绪低落、思维迟缓、社会活动减少、自我评价降低等，严重者甚至会产生自杀的意图或行为。

3. 与社会经济文化相关的不良生活行为方式

（1）炒股成瘾

股市行情瞬息万变，股民要承受多种压力，容易出现一些心理问题。股市行情的多变性使股民经常处于紧急应变的氛围之中，容易产生紧张恐惧、焦虑不安、郁郁寡欢、幻觉妄想等不良心理。有些股民在股市受挫折后，自责自怨，情绪、行为失控，面对债务缺乏生活的希望，甚至轻生；有些股民因股市暴涨而狂喜，精神的亢奋会在极短的时间内使大脑大量充血，血压急骤升高，给肌体带来难以承受的"重荷"。

（2）迷信

迷信是指盲目地信仰和崇拜，尤指相信占卜、算命与鬼神。迷信具有一定的心理支持作用，但是它在更多场合下是有害于健康的。迷信观念与行为有时和精神病态症状类似，是一种群众性的错误感知和认识行为，可以通过科学知识教育和现实生活检验使之自动放弃或改变迷信观念和行为。

（四）医疗卫生服务因素

医疗卫生服务系统的主要工作是向个人和社会提供范围广泛的促进健康、预防疾病的医疗和康复服务，以保护和改善居民的健康状况。医疗卫生服务因素指的是医疗卫生系统中影响健康的因素，包括预防、医疗及康复方面的因素。医疗水平低，误诊、漏诊，医务人员数量少、质量差，初级卫生保健网不健全，重治疗轻预防、重城市轻农村，缺少康复机构，医患关系不良，等等，都是不利于健康的因素。当今世界各国的社会发展和经济制度不同，卫生资源的拥有、分配和利用差别很大；发展中国家的卫生资源严重短缺；在卫生人力方面，世界各地同样存在显著差别。世界上每年有 500 多万 5 岁以下儿童死亡，93% 发生于发展中国家，其中急性腹泻和呼吸道感染是主要的死亡原因。

世界卫生组织提出要本着社会公正的精神，采取国家的和国际的有效行动，在全世界特别是在发展中国家实施初级卫生保健，实现"人人享有卫生保健"的目标。

三、健康相关行为

个体或团体的与健康和疾病有关联的行为被称为健康相关行为。按照行为对行为者自身和他人健康状况的影响，健康相关行为可分为促进健康的行为和危害健康的行为两大类。

（一）促进健康的行为

促进健康的行为（简称"健康行为"）是指人们为了增强体质和维持身心健康而进行的各种活动，如充足的睡眠、平衡的营养、运动等。健康行为不仅能不断增强体质，维持良好的身心健康和预防各种行为、心理因素引起的疾病，也能帮助人们养成健康习惯。

1. 健康行为的分类

健康行为在实际生活中主要有两种表现形式：一种是形成有利于健康的行为，如养成良好的生活习惯等；另一种就是减少或放弃危害健康的行为，如戒烟、戒酒等。健康行为可分为以下五大类。

（1）基本健康行为

基本健康行为指日常生活中一系列有益于健康的基本行为，如均衡营养、平衡饮食、积极锻炼、积极休息与适量睡眠等。

（2）预警行为

预警行为指预防事故发生和事故发生以后正确处理的行为，如使用安全带，溺水、车祸、火灾等意外事故发生后的自救和他救。

（3）保健行为

保健行为指正确、合理地利用卫生保健服务，以维护自身身心健康的行为，如定期体格检查、预防接种，发现患病后及时就诊、咨询、遵从医嘱、配合治疗、积极康复等。

（4）避开环境危害

这里的环境危害是广义的，包括人们生活和工作的自然环境与心理及社会环境中对健康有害的各种因素。以积极或消极的方式避开这些环境危害，如离开污染的环境、采取措施减轻环境污染、积极应对那些引起人们心理紧张的生活事件等都属于健康行为。

（5）戒除不良嗜好

不良嗜好指的是日常生活中对健康有危害的个人偏好，如吸烟、酗酒与滥用药品等。戒烟、戒酒与不滥用药品就属于戒除不良嗜好这类健康行为。

2. 健康行为的特征

（1）有利性

所表现的行为对自身、对他人、对环境都有益处。

（2）规律性

如起居有常、饮食有节。

（3）符合理性

表现的行为可被自己、他人和社会所理解与接受。

（4）行为强度在常态水平及有利的方向上

如语言表达行为、情绪行为、工作行为等。

（5）行为动力定型

一些经常重复的行为不费多大的注意力，甚至几乎在无意识状态下都可较好地完成。

（6）同一性

一是表现在外在行为与内在思维动机和能力协调一致，即在表现某种行为时，无冲突存在，包括心理冲突、躯体冲突和社会冲突；二是行为还有外在同一性，即行为与所处的环境条件无冲突。

（7）整体性与和谐性

某个人的行为应形成自己的固有特征（个性），但若与他人或环境发生冲突，又能求大同存小异，表现出容忍和适应。

3. 健康行为的建立

人类健康行为不是天生的，而是在人的生长发育过程中逐步形成和发展起来的。健康行为的建立有赖于健康信念的牢固树立和坚决的态度，而认知行为理论的条件反射形成理论将帮助建立健康行为和选择最适当的场所建立健康行为。

（1）建立健康信念

健康信念是指一个人对自己身心健康的追求、认识和标准，即欲达到的目的。健康信念是指建立在科学的基础上，经过科学研究证明，并经多人重复验证，又经临床实践证实的信念，而不是个人的经验和别人的经验。

（2）建立认知行为理论的条件反射理论

任何行为成为习惯后便根深蒂固，改变是很困难的。仅有态度的变化，或仅靠一些预防疾病的信息便想改变不良行为是不会成功的。所以，建立新的健康行为不仅要转变健康信念和态度，而且要通过学习认知理论和技能，即进行观察性学习，通过观察模仿持久地改变自己的行为，如儿童模仿父母的言行举动、学生模仿教师的行为等。

（3）建立健康行为要选择适当的场所

在心理学家、行为治疗专家和临床预防工作者共同组成的预防治疗中心、学校、自我服务性健康组织、康复中心的帮助下，用认知学习理论、技能进行指导，建立健康行为。

（二）危害健康的行为

危害健康的行为（简称"危险行为"）是在偏离个人、他人和社会的健康期望方向上所表现出来的一系列相对明显、确定的行为。近年来，越来越多的数据表明，危险行为已经成为慢性病、性传播疾病、意外伤害等的重要原因。

1. 危险行为的分类

（1）不良生活方式

生活方式是指一系列日常活动的行为表现形式。生活方式一旦形成就有其动力定型，即行为者不必花费很多心智体力，就会自然而然地去做日常活动。不良生活方式则是一种习以为常的不健康的行为习惯，包括能导致各种成年期慢性退行性病变的生活方式，如吸烟、酗酒、缺乏运动锻炼、不良进食习惯等。不良的生活方式与肥胖、心血管系统疾病、早衰、癌症等的发生关系密切。

（2）致病行为模式

致病行为模式是指导致特异性疾病的行为模式，其分为 A、B、C、D 四种，国内外研究较多的是 A 型行为模式和 C 型行为模式。

A 型行为模式是一种与冠心病密切相关的行为模式。其特征往往表现为雄心勃勃、争强好胜、富有竞争性和进取心，一般对工作十分投入，工作节奏快，有时间紧迫感。这种人警戒性和敌对意识较强，具有攻击性，对挑战往往是主动出击，而一旦受挫就容易恼怒。有研究表明，A 型行为者的冠心病发生率、复发率和死亡率均明显高于非 A 型行为者。

B 型行为模式是一种与消化性溃疡密切相关的行为模式。其特征表现为从未为时间所迫，也未因时间不够用而感到烦恼；除非万不得已，从不在人前自夸；凡事逆来顺受，不对别人产生敌意；不易被外界事物所影响；做事常常不了了之，很容易放下未完成之事。

C 型行为模式是一种与肿瘤有关的行为模式。其核心行为表现是情绪过分压抑和自我克制，爱生闷气。研究表明，C 型行为者宫颈癌、胃癌、结肠癌、肝癌、恶性黑色素瘤的发生率高出其他人 3 倍左右。

D 型行为模式主要表现为孤僻，不爱与人交往，有时容易冲动。D 型行为者免疫功能差，易早衰，易患精神疾病。

（3）不良疾病行为

疾病行为是指患者从感知到自身有病到疾病消除、身体康复全过程所表现出来的一系列行为。不良疾病行为可发生在上述过程的任何阶段，常见的表现形式有疑病、恐惧、讳疾忌医、不及时就诊、不遵从医嘱、迷信，乃至自暴自弃等。

（4）违反社会法律、道德的不健康行为

这些行为既直接危害行为者的个人健康，又严重影响社会健康与正常的社会秩序。如吸毒可直接产生成瘾的行为，导致吸毒者身体的极度衰竭；静脉注射毒品，还可能感染乙型肝炎和获得性免疫缺陷综合征（艾滋病）。

2.危险行为的特点

（1）危害性

危险行为对自身、他人、社会有直接或间接的、现存或潜在的危害，如吸烟行为。

（2）明显和稳定性

危险行为有一定的作用强度和持续时间，非偶然发生。

（3）习得性

危险行为多为个体在后天生活中学到、养成的。

（三）几种常见的危险行为及其控制

1.吸烟

据世界卫生组织统计，每年死于跟吸烟有关的疾病的人数高达 800 万，平均每 3 秒钟就有一个人死亡。多项医学科研成果证实吸烟已成为严重危害人类健康、危害人类生存环境、降低人类生活质量、缩短人类寿命的紧迫问题。为此，世界卫生组织确定每年 5 月 31 日为世界无烟日。

（1）吸烟的危害

第一，吸烟的致癌作用。自 20 世纪 50 年代以来，全球范围内已有大量流行病学研究证实，吸烟是导致肺癌的首要危险因素。因肺癌死亡的患者中，80% 以上是由吸烟（包括被动吸烟）引起的。男性吸烟者肺癌的死亡率是不吸烟者的 8 ～ 20 倍。

第二，吸烟对心脑血管的危害。许多研究证实，吸烟是导致许多心脑血管疾病的主要危险因素之一。吸烟者高血压、冠心病、脑血管病及周围血管病的发病率均明显升高。统计资料表明，冠心病发病率吸烟者较不吸烟者高 3.5 倍，冠心病死亡率前者较后者高 6 倍，心肌梗死发病率前者较后者高 2 ～ 6 倍。病理解剖也发现，冠状动脉粥样硬化病变前者较后者广泛而严重。高血压、高胆固醇血症及吸烟三项具备者冠心病发病率增加 9 ～ 12 倍。心血管疾病死亡人数的 30% ～ 40% 由吸烟引起，死亡率的增长与吸烟量成正比。此外，吸烟可使血浆纤维蛋白原水平增加，导致凝血系统功能紊乱，促使高血压、冠心病的发生和发展。由于心肌缺氧，心肌应激性增强，心室颤动阈值下降，所以患有冠心病的吸烟者更容易心律失常，发生猝死的可能性增高。

据流行病学调查报道，吸烟者发生中风的概率是不吸烟者的 2 ～ 3.5 倍，如果吸烟和高血压同时存在，中风的概率就会升高近 20 倍。此外，吸烟者易患闭塞性动脉硬化症和闭塞性血栓性脉管炎。

第三，吸烟易引起猝死。学者弗莱明翰经过 12 年的研究发现，吸烟者由冠心病引起的猝死要比非吸烟者高四倍以上，猝死的发生率还与每天吸烟量呈正相关。追踪研究发现，戒烟组猝死抢救成功者的复发率为 1%，而继续吸烟组为 27%，有显著差别。可见，戒烟可使猝死抢救成功者的复发率下降。专家指出，吸烟之所以易引起猝死，是由于烟雾中的一氧化碳等有害物质易诱发冠状动脉痉挛，从而使心肌缺血缺氧，致使心肌电活动不稳定；同时尼古丁和一氧化碳等又会使心脏室颤的阈值降低而更易引起心室纤颤；另外也会促使血小板凝聚功能亢进而易形成动脉内血栓。这些因素均促使猝死的发生。因此可以认为吸烟是心脏性猝死的重要危险因子，戒烟是预防猝死的重要措施之一。

第四，吸烟导致视力衰退。美国圣路易斯大学医学中心的对比研究指出，吸烟是前部缺血性视神经病变导致视力突然下降的一个显著危险因素。这是由于吸烟有增加纤维蛋白原的倾向，血小板凝集力升高，高密度脂蛋白下降和血管收缩性增加，使视神经供血减少所致。这种缺血性视神经病变的常见症状包括视物质发暗、模糊，视野缺损，甚至全盲。值得庆幸的是只要人们立即戒烟并坚持下去，发生缺血性视神经病变的概率便会急剧下降，甚至与不吸烟者的发病率差异不大。

第五，吸烟对女性的影响。吸烟对妇女的危害更甚于男性，妇女吸烟可产生月经紊乱、受孕困难、宫外孕、雌激素低下、骨质疏松及更年期提前等症状。随着围产医学的发展，发现大量不良围产事件的发生与孕妇孕期吸烟有关。烟雾中的一氧化碳等有害物质进入胎儿血液，形成碳氧血红蛋白，造成缺氧；同时尼古丁又使血管收缩，减少了胎儿的血供及营养供应，影响胎儿的正常生长发育。吸烟导致自然流产、胎膜早破、胎盘早剥、前置胎盘、早产及胎儿生长异常等发生率增加，围产儿死亡率上升。

第六，吸烟致使意外损伤增加。有研究指出，吸烟者受伤率比一般人要高 1.5 倍。最常见的有扭伤、擦伤和类似肌腱炎的损伤，导致受伤的有害因素在戒烟后仍会持续一定时间。因为这次研究 8 个月后就结束了，研究人员不能预测这种副作用能持续多久。加德纳认为吸烟能导致损伤，是因为吸烟能降低骨质密度，减缓伤口愈合。

第七，被动吸烟的危害。被动吸烟比主动吸烟吸入的有害物质更多，吸烟者吐出的冷烟雾，比吸烟者吸入的热烟雾烟焦油含量多 1 倍。室内吸 2 支烟的污染比室外高 20 倍，同一个吸烟者共同生活患癌症的概率增加 1.4 倍，同 2 个吸烟者共同生活患癌症的概率增加 2.3 倍。流行病学调查表明，丈夫吸烟的女性肺癌患病率为丈夫不吸烟者的 1.6 ～ 3.4 倍。据国际性的抽样调查证实，吸烟致癌患者中 50% 是被动吸烟者。

（2）戒烟的行为疗法

第一步，增强戒烟动机，写出吸烟的不良后果和不改变的后果。

第二步，保持记录，记录下每天吸烟的时间、数量、场所、心境等，以便找出吸烟行为的规律和程度。

第三步，制订计划，明确目标，如每天、每周逐渐减少吸烟的数量并制定达到目标的奖励办法。

第四步，采取行动，在制订戒烟计划的基础上开始改变吸烟行为，通过隐藏或丢弃吸烟用具、寻找替代办法、转移注意力等方式远离吸烟行为。

第五步，维持新的不吸烟行为，并坚持下去。

2. 酗酒

酗酒是指过量饮酒且对酒精依赖达到一定程度，从而导致明显的精神紊乱或干扰身体和精神健康，影响人际关系及其社会经济功能的不良行为。

（1）酗酒的危害

第一，酒精中毒。据测定，饮下白酒约 5 分钟后，酒精就会进入血液，随血液在全身流动，人的组织器官和各个系统都要受到酒精的毒害。短时间大量饮酒，会导致酒精中毒，中毒后首先影响大脑皮质，使神经有一个短暂的兴奋期，导致饮酒者胡言乱语；继之大脑皮质处于麻醉状态，饮酒者会言行失常，昏昏沉沉不省人事；若进一步发展，生命中枢麻痹，饮酒者会心跳呼吸停止以致死亡。

第二，损害食管和胃黏膜。酒精对食管和胃黏膜损害很大，会引起胃黏膜充血、肿胀和糜烂，导致食管炎、胃炎、溃疡病。由于酒精首先进入的是胃肠道，随即由肝脏代谢，因此，消化系统是首当其冲的。过量饮酒与慢性胃肠道炎症的关系非常密切。

第三，大脑萎缩。摄入较多酒精对记忆力、注意力、判断力、机能及情绪反应都有严重伤害。饮酒太多会造成口齿不清，视线模糊，失去平衡力。马萨诸塞州波士顿神经学学院进行的一项研究显示，连续大量饮酒会使大脑萎缩 1.6%。研究人员使用磁共振影像技术对 1 839 位年龄在 34 ～ 88 岁的成年人的大脑进行扫描。研究结果发现，饮酒量与脑容量成反比，每周饮酒多于 14 杯的成年人与不饮酒者相比，不论是脑容量还是头骨尺寸都平均缩减 1.6%。就饮酒群体而言，其脑容量比不饮酒者平均减少 0.25%。此外，在饮用相同酒量的情况下，女性比男性大脑受到的损伤更大。当妇女年龄达到 70 岁，过度饮酒对大脑影响最大。

第四，危害胎儿。酒精对精子和卵子也有毒副作用，不管父亲还是母亲酗酒，都可能造成下一代发育畸形、智力低下等不良后果。孕妇饮酒，酒精能通过胎盘进入胎儿体内直接毒害胎儿，影响其正常生长发育。而丈夫经常酗酒的家庭平均人工流产次数比其他家庭多很多。

第五，危害社会。如果全社会对酗酒现象熟视无睹，不采取有效措施加以规劝，就可能危害社会治安，使人们遭遇偷盗、家庭暴力等。这并非危言耸听，我国每年因酗酒肇事的立案数高达 400 万起，全国每年约有 10 万人死于车祸，而 13% 以上交通事故的发生与酗酒及酒后驾车有关。

（2）酗酒的心理疗法

认识疗法结合厌恶疗法。先在思想深处认识到过量饮酒的危害，并在纸上一一列出，最好再用漫画的形式直观生动地表现出来。当饮酒成瘾者饮酒意念十分强烈时，就把这些画取出来看看，逐渐建立起对酒的厌恶情绪。

系统脱敏法结合奖励强化法。它不要求当事人一下子就改掉不良习惯，而是每天逐渐减少饮酒量，因此它的痛苦性低、成功率高。戒酒者在这一过程中，若完成了当天应减少的"指标"，自己或亲人应给予一些小奖励，以巩固和强化所取得的成果。为避免心理上若有所失的难熬感觉，戒酒者应积极从事一些感兴趣的事情，用新的满足感的获得来抵消旧的满足感的失去。

群体心理疗法。这是指充分发挥群体对个人的心理功能来治疗心理疾病的技术和措施。

此外，药物在一定程度上也能治疗酗酒。要彻底戒除酒瘾，关键是当事人必须真正认识到过量饮酒的危害性，决心戒酒。

3. 网络成瘾

网络成瘾是指上网者由于长时间和习惯性地沉浸在网络时空当中，对互联网产生强烈的依赖，以至于达到了痴迷的程度而难以自我解脱的行为状态和心理状态。网络成瘾大致由三方面因素所致，其中最主要的是家庭，家庭中最主要的是家庭教育方式和家庭关系。有的家长喜欢用暴力、批评的教育方式，即"控制型"的教育方式，造成孩子没有长成应该长成的"自我"；夫妻关系不和谐，甚至存在夫妻双方利用孩子向另一半"开战"的情况，这些都可能造成孩子网络成瘾。专家尤其强调了父亲在家庭中的重要性，父亲在传统家庭中代表着权威、榜样、规则，对于孩子的成长起到非常重要的作用，网瘾患者多数缺乏父爱。

造成网瘾的第二个因素是学校，部分网瘾患者的教师或多或少存在着情绪暴力，爱发脾气、爱训人；学校评价体系过于单一，只用成绩好坏评价学生。有的孩子可能学习不是特别好，但是其他方面很优秀，这些孩子在学校中得不到肯定，就可能投向网络世界的怀抱。第三个因素是孩子自身，如果一个孩子有多动症、抑郁症等，就比其他孩子更容易网络成瘾。

（1）网瘾患者的基本特征

第一，网瘾患者大多是 14～18 岁的青少年，且男孩居多。这一阶段的孩子正处在青春期，生理迅速发育和心理相对滞后的矛盾比较突出。他们对现状不满，喜欢寻求刺激，喜欢干冒险的事情，希望摆脱家长的束缚和管教，讨厌家长和教师空洞无味的说教。这一时期的孩子逆反心理极强，容易与家长发生冲突。

第二，很多网瘾患者学业处在高中阶段。很多网瘾孩子小学、初中阶段成绩十分优秀。小学初中阶段，家长和教师盯得比较紧，课程不多、不难，很多孩子基本靠被动学习就能掌握，表现得很优秀。可到了高中，一部分孩子开始住校，没有了父母在学习上的监督、生活上的照顾，自理能力和自控能力差的孩子就容易出问题。高中一开始学习难度加大，进度加快，并且高中阶段高手云集，很多在初中成绩优异的孩子在这里变得成绩平平，甚至落后，经过努力感觉无济于事。在这种情况下，孩子容易灰心，认为自己不是学习的材料，产生强烈的自卑心理，进而寻找精神寄托和安慰。但这时，尤其是父母，不了解孩子的内心感受，一味地指责孩子不努力，起了推波助澜的作用。

第三，家庭关系紧张。有的家长缺乏基本的素质，不懂得经营家庭的技巧，经常吵架，致使家庭成员的关系非常紧张，孩子感受不到家庭的温暖，对孩子有很多负面的影响。也有部分夫妻，感情破裂，离婚后对孩子成长也造成一定的心理阴影。

第四，家境优越。有的家庭经济条件好，什么都满足孩子，使孩子非常任性、自私、不合群、不体谅别人、花钱大手大脚、没有节制。这种环境下长大的孩子不懂得珍惜，当然也就不懂得努力。不珍惜当下的时光，得过且过，无所事事，就会把精力转移到学习以外的事情上。

第五，家境贫穷。有的夫妻从小过穷日子，虽然条件不太好，但不愿让孩子再吃自己以前吃过的苦，有再穷也不能穷孩子的想法，平时自己勒紧裤腰带，也要千方百计地满足孩子。久而久之，孩子养成了自私、任性、不尊重别人的劳动、以自我为中心等不良习惯。

第六，父母缺乏与孩子沟通的技巧。有的家长总是拿自己当家长，拿孩子当小孩子，无视孩子的成长，不知道尊重孩子，不会与孩子沟通，造成孩子没有倾诉的对象，不善于表达自己的情感和想法。

（2）网络成瘾的预防治疗

第一，家长与孩子要建立平等、信任的朋友关系，切忌摆出"家长的架子"。强硬的教育方式也会造成孩子的压抑。家长本身要以身作则，以理服人，并且要信任孩子。孩子是新生力量，相信孩子就是相信自己。每一个家长都应该对孩子有充分的信心，才能建立和谐的家庭成员关系。

第二，不要对孩子求全责备。过于严格要求自己的孩子，可能会打击孩子的自信心，往往适得其反。对于内向、好胜的孩子，还会引发孩子的强迫倾向。要避免孩子在现实生活中受挫后一蹶不振，因为在这种情况下，孩子容易产生逃避现实的倾向。

第三，生活中要适当地鼓励和赞扬孩子。在孩子的成长过程中，适当地鼓励是对其发展的促进。孩子的兴趣就是探索世界，越是不会干的他就越想干，会了就不干了。孩子是培养的对象，不要把孩子当宠物，不要剥夺孩子的权利。赏识孩子所做的一切努力，赏识孩子所取得的点滴进步，甚至要学会赏识孩子的失败，让孩子感到家长是他的后盾，而及时地赞扬是对每一阶段成绩的肯定。这样才能培养孩子的自信心，激发孩子对未来现实生活的追求。

第四，培养孩子广泛的兴趣爱好。增加孩子对外界事物的兴趣，从而分散孩子对网络的单一兴趣。不要一味反对孩子使用电脑，电脑在当今社会作为一种学习、生活的工具有其独特优势，不能绝对禁止。绝对禁止孩子使用电脑并不现实，可能会引起孩子的逆反心理，使结果适得其反。

（3）程度较轻的网络成瘾者自我调适的办法

第一，科学安排上网时间，合理利用互联网。学会有选择、有取舍地利用网络信息资源，要明确上网的目标，有针对性地浏览信息，控制上网时间，每天电脑累计操作时间不应超过五小时。

第二，用转移和替代的方法摆脱网络成瘾。不断完善自己的个性，培养广泛的兴趣爱好和较强的个人适应能力，学会劳逸结合，通过爬山、游泳、下棋等方式转移对网络的依赖。

（4）程度较重的网络成瘾者可采取的方法

第一，寻求心理医生的帮助：心理咨询可以让网络成瘾者与心理医生建立良好的医患关系。一方面可以从精神上给成瘾者支持和理解，调动他们的积极性和治愈的信心；另一方面心理医生会用专业、准确、生动、亲切的语言分析网络成瘾的危害及形成的原因，并提出治疗措施，具有较强的说服力。

第二，直接隔断法：网络成瘾程度较重者往往是在下意识的状态下上网的，对于这些明知过度上网只会加重症状也不能自制的成瘾者，可以让他们与网络隔离一段时间，并在这段时间内给其安排紧张有序的生活或培养其他兴趣爱好，待稳定一段时间且成瘾者能够完全摆脱网络成瘾的困扰后，再有针对性地帮助他们控制上网时间。

第三节　健康评估与健康史的重要作用

健康评估是指运用医学、护理及相关学科的知识，有目的、有计划地收集和分析评估对象的健康史，以发现其现存的或潜在的健康问题及生命过程的反应，确定其护理需求，从而做出护理诊断的一门学科。

健康评估既论述疾病的临床表现，个体心理、社会因素与疾病间的相互作用和相互影响，又阐述各种评价健康问题的方法和技能，以及如何运用科学的临床思维去识别健康问题。学习健康评估可使学生掌握健康评估的原理和方法，学会收集和分析资料，提出正确的护理诊断，为确定护理目标、制定护理措施打下坚实的基础。

一、健康评估

（一）健康评估的主要内容

1. 身体评估

身体评估是护士运用自己的感官或借助体温表、血压计和听诊器等检查工具对评估对象的身体健康状况进行系统评估的一种检查方法。通过身体评估所发现的客观异常征象称为体征，如皮疹、淋巴结肿大、肺部啰音和心脏杂音等。身体评估以解剖学、生理学和病理学等知识为基础，常采用视诊、触诊、叩诊、听诊和嗅诊等技巧，具有很强的技术性。正确、娴熟的评估技能可获得正确的评估结果；反之，则难以达到评估目的。因此，初学者必须接受系统、严格的训练，并反复进行学习和临床实践才能熟练掌握身体评估的技能。

2. 心理与社会评估

随着医学模式的发展，传统的生物医学模式已被生物—心理—社会医学模式所替代。现代健康观认为，健康不仅是没有疾病，还包括躯体健康、心理健康、社会适应良好和道德健康。护理的整体观认为，人是一个统一的整体，具有生物和社会的双重属性。人的整体性包含了生理、心理、精神和社会文化等方面，任何一个方面的失调都会对整体的健康造成影响。

随着社会竞争日益激烈，人们的生活压力较大，一些心理和社会问题对人的健康有很大的影响，甚至是一些疾病的主要病因。因此，心理与社会评估是健康评估的重要组成部分，它可以帮助护士更好地理解护理对象对周围环境及事物的反应，是对被评估者实施整体护理的关键。护士除具有医学基础知识外，还必须具备一定的心理和社会评估方面的知识和技能，这样才能对被评估者的心理活动和个性心理特征及心理健康状况做出正确的评估，为护理对象提供生理、心理和社会等方面的整体护理。

心理与社会评估是指评估者运用心理学和社会学知识及技能获取评估对象的心理与社会功能的健康状态的检查方法。护士应针对评估对象的自我概念、认知水平、情绪和情感、个性、压力与应对、角色与角色适应、文化，以及家庭和环境等方面进行评估。由于心理、社会资料的主观成分居多，因此，护士在收集、分析和判断资料的过程中不可简单地用正常和异常来划分评估结果。

3. 心电图检查

心电图是指用心电图机将一个心动周期的心电位变化在体表记录下来所获取的曲线。心电图不仅可用于诊断心血管疾病，还在监测危重患者病情变化中起重要作用。护士掌握心电图机的操作方法，以及正常和异常心电图的图形特点、临床意义，可为及时抢救、正确治疗和护理患者提供保证。

4. 影像学检查

影像学检查是指借助一定的成像手段，使人体内部器官和结构显出影像，从而了解人体解剖、生理功能状况及病理变化的一种检查方法，包括 X 线检查、超声检查、计算机体层成像检查、磁共振成像检查、核医学检查等。影像学检查结果常被用作健康评估的客观资料，可为做出准确的护理诊断提供依据。

5. 实验室检查

实验室检查是指运用物理、化学和生物学等实验方法对评估对象的血液、体液、排泄物、分泌物和脱落细胞等标本进行检测，从而获取疾病的病原体、组织的病理形态或器官的功能状态等客观资料的一种检查方法。护士既要掌握各项实验室检查的具体要求，从而保证结果的可靠性，又要能够以实验室检查结果作为客观资料，协助和指导观察、分析和判断病情变化，为形成护理诊断提供科学依据。

6. 护理诊断与思维方法

健康评估的最终结果是形成护理诊断。护理诊断是护士采用辩证思维分析、综合、推理所采集的健康史，寻找评估对象存在的护理问题的过程。护理诊断与医疗诊断既有区别又有联系，医疗诊断可为护理诊断提供线索，但护士在提出护理诊断时不能套用医疗诊断名称。护理诊断思维方法是护士发现评估对象现存的或潜在的健康问题及生命过程反应的一种逻辑推理方法。

7. 健康评估记录

健康评估记录是护士运用问诊、身体评估、心理与社会评估等方法获取健康史，经过整理归纳和判断后形成的书面记录，其包括为患者解决健康问题的方法及提供护理服务全过程的记录。健康评估记录具有重要的教学和科研价值和法律效力。初学者应认真学习和反复实践，逐步掌握健康评估记录的内容和书写要求。

（二）健康评估的方法

评估者可通过对患者的全面、完整、正确的评估，有计划、系统地收集其健康史，并对资料进行分析判断，提出护理诊断，为制订护理计划、实施护理方案及评价护理效果提供依据。评估者只有掌握健康评估的基本理论和基本技能，在临床上善于观察和分析问题，才能及时发现患者的病情变化。同时，健康评估是实践性比较强的课程，只有经过反复实践，才能为后续临床各科的学习打下坚实的基础。

（三）健康评估的要求

健康评估是以人的健康为中心，运用护理程序知识，以护理程序为框架，以确定护理诊断为核心，以护理评估为重点，以医技检查为辅助的整体护理的能力。要掌握健康评估的方法，具体要求如下：

第一，掌握交谈等收集资料的方法，能够独立问诊，掌握主观资料和客观资料的临床意义。

第二，掌握身体评估的方法，能够用规范的方法系统、全面、重点、有序地进行身体评估。

第三，掌握实验室检查的标本采集方法，熟悉检查结果的临床意义。

第四，掌握心电图检查的操作方法，识别正常心电图与异常心电图。

第五，掌握常用影像学检查前后的准备与护理指导。

第六，运用护理程序进行资料采集，做出护理评估，确定护理诊断，书写完整的护理病历。

（四）健康评估的意义

护理程序是由评估、诊断、计划、实施和评价所组成的循序渐进、不断循环的动态过程。其中，健康评估作为护理程序的第一步骤，是最重要、最关键的环节。

健康评估既是执行护理程序的基础，又贯穿整个护理过程的始终，是连接护理基础课程和专业课程的桥梁，也是确保为患者提供高质量护理服务的先决条件。没有正确的健康评估资料就没有正确的护理诊断，也就无法制订和实施正确的护理计划或措施。正确的护理诊断来源于正确的健康评估理论和实践，这就需要初学者重视健康评估这门课程的学习，掌握健康评估的基本理论、基本知识和基本技能，运用科学的临床思维方法正确获得护理对象的健康问题，从而为患者提供包括生理、心理和社会等方面的整体护理。

二、健康史的重要作用

健康史是生活中对患者心理和躯体健康产生影响的相关事件，是建立初步护理诊断的基础之一，也是护理诊断过程的第一步。健康史的基本要素包括无法被护士观察到的感觉；过去被患者观察到的而无法被护士确认的一些异常改变；不容易核实的以往事件（如过去的诊断或治疗等）；患者的家族史和社会经济状况。

健康史评估是有计划、系统地收集有关被评估者的资料，并对资料的价值进行判断的过程。这一过程不仅是形成护理诊断的基础，还是制订、实施和评价护理计划的依据。

（一）健康史的评估方法

健康史评估包括被评估者的生理健康状况、心理健康状况和社会健康状况三个方面，既要有主观资料，又要有客观资料。此外，要想获得准确、全面、客观的资料，护士就必须掌握相关的评估方法和技巧，知道从哪里获取这些资料，清楚这些资料的性质和作用。

1.收集健康史的方法

收集健康史的方法有问诊、身体评估、诊断性检查等。问诊是收集健康史最基本的方法。

护士可通过问诊获得主观资料,通过身体评估和诊断性检查获得客观资料,通过归纳、分析、综合获取诊断依据,达到形成护理诊断的目的。

（1）问诊

问诊是护士通过与患者和相关人员的交谈及对其询问,以获取其所患疾病的发生、发展情况、诊治经过、既往身心健康状况等健康史的方法。问诊是采集健康史最基本的方法。成功的问诊是确保健康史完整、准确的关键,是每位护士必须掌握的基本技能。

问诊的目的是获得可靠、全面的健康史;沟通感情,与患者建立良好的护患关系;及时向被评估者反馈病情、检查、治疗、康复等方面的信息;为被评估者提供心理支持。

问诊的方法和技巧与获取健康史资料的数量和质量有密切的关系,这涉及沟通技能、护患关系、医学知识、仪表礼节,以及提供咨询和教育患者等多个方面。行之有效的问诊方法与技巧有重要的实用价值。

第一,营造轻松、舒适的环境。由于对医疗护理环境感到陌生和对疾病的恐惧,患者在接受问诊前常有紧张情绪,往往不能顺畅、有序地陈述自己的感受及病情演变的过程。因此,护士应主动为患者营造一种宽松、和谐的环境,以缓解患者的不安情绪。护士应注意保护患者的隐私,不要在有陌生人在场时开始问诊。如果患者要求家属在场,护士可以予以同意。

问诊一般从礼节性的交谈开始,护士应先做自我介绍（佩戴胸牌是很好的自我介绍方式）,讲明自己的职责。护士应使用恰当的言语或体态语表示愿意解除患者的病痛,以及尽自己所能满足他（她）的要求。例如,护士在交谈开始应正确称呼患者为"先生"或"女士",或其他更合适的称呼。询问姓名时,护士用"先生您贵姓？怎么称呼"这样的方式会很快缩短护患之间的距离,使问诊能够顺利地进行。同时,这种沟通方式可以使患者感受到护士的亲切与可信,自然就会乐意提供真实、详细的健康史,愿意配合护理工作,这对问诊十分重要。

第二,一般由主诉开始。问诊一般由主诉开始,由浅入深、有目的、有层次、有顺序地进行。问诊多从简易问题开始,待患者对环境适应、心情稳定后再询问其需要思考和回忆才能回答的问题,如"你病了几天了？哪里不舒服"。如患者主诉头痛,则护士可以问"你头痛多长时间了？能说出是怎样疼痛吗""在什么情况下发生头痛""在什么情况下疼痛加重或减轻""疼痛发作时有无其他症状""采取过哪些治疗措施""你认为这些治疗措施的效果如何"等。

第三，注意时间顺序。护士应注意主诉和现病史中症状或体征出现的先后顺序。护士应询问清楚症状出现的确切时间，注意首发症状发展至目前的演变过程。根据时间顺序追溯症状的演变，以避免遗漏重要的资料。有时环境变化或药物可能就是病情减轻或加重的因素。按时间线索仔细询问病情可使护士更有效地获得这些资料。护士可用恰当的方式提问，如"……以后怎么样""然后又……"，这样就可以在核实所得资料的同时了解事件发展的先后顺序。护士要注意问诊的系统性、目的性和必要性，应全神贯注地倾听患者的回答，不应该问了又问。杂乱无章的询问是漫不经心的表现，会降低患者对护士的信心和期望。

第四，态度要诚恳友善。护士要耐心地与患者交谈，细心地听取患者的陈述。若患者的回答不确切，护士要耐心地启发患者，如"不用急，再想一想，能不能再详细些"。护士不可因急于了解情况而进行套问和逼问，如"腹痛时伴有恶心和呕吐吗""胸痛时向左肩放射吗"，以免患者为满足护士的询问而随声附和或躲避回答。仪表、礼节和友善的举止有助于发展与患者的良好关系，使患者感到温暖、亲切，获得患者的信任，使其愿意说出原想隐瞒的事情。护士在适当的时候应微笑或赞许地点头示意。而恰当地运用一些评价、赞扬与鼓励性语言可促进患者与护士的合作，使患者受到鼓舞而积极提供信息。

第五，避免使用有特定意义的医学术语。在选择询问用语时，护士应注意患者的文化背景及对医学术语的理解程度，用常人易懂的词语代替难懂的医学术语，以免导致收集到的健康史资料不确切、不完整。

第六，及时核实有疑问的情况。针对患者陈述中不确切或有疑问的情况，护士应及时核实。如果患者提供了特定的诊断和用药，则护士应询问清楚诊断是如何做出的及用药剂量等。此外，护士还要核实其他一些信息，包括患者的饮酒史、吸烟史、兴奋药品和咖啡因服用史及过敏史等。例如，对饮酒史，护士应询问清楚患者饮什么酒、饮多少、开始饮酒多长时间及饮酒的方式等。

第七，根据情况采取封闭式提问或开放式提问。

封闭式提问。封闭式提问是指使用一般疑问句，患者仅以"是"或"否"回答。如"你现在心情好吗"只要求患者回答"好"或"不好"。封闭式提问直接简洁、易于问答、节省时间，但要回答的内容已包含在问句中，护士难以得到问句以外的更多的信息，且这种提问具有较强的暗示性。

开放式提问。开放式提问使用的是特殊疑问句，患者要将自己的实际情况加以详细描述才能回答，如"你为什么事烦恼"患者不能用"是"或"否"来回答，而需详细讲述引起烦恼的事情来回答。开放式提问的问句中不包含要回答的内容，患者只能根据自己的具体情况回答，这样护士可以获得较多的资料，且提问不具有暗示性。但开放式提问内容复杂，要求患者有一定的语言表达能力，护士也要花费较多的时间耐心倾听。

采取哪种提问方式由护士根据不同的情况决定。一般说来，为了掌握更多的健康资料、调动患者的主动性和积极性，问诊时宜多采用开放式提问。

第八，结束语。问诊结束时，护士要感谢患者的合作，告知患者与护士合作的重要性，并说明下步计划、护士的作用和义务，对患者的要求、希望（如改变饮食习惯、治疗）等。

第九，分析与综合。在问诊过程中，护士要不断地思考、分析、综合、归纳患者所陈述的症状之间的内在联系，分清主次、去伪存真，这样的健康史才有价值。问诊之后，护士应将患者的陈述加以归纳、整理，按规范格式写成健康史。

问诊的注意事项有以下几点。

第一，选择合适的时间。问诊是一种情感的交流，时间选择得好，往往就能获得患者的配合。问诊的内容及其时间选择应该考虑患者的情绪。对待不同的患者，问诊的时机不同。

第二，选择良好的谈话环境。护士应选择安静、舒适和私密性好的环境，光线、温度要适宜，在有多张病床的病房中谈话需注意保护患者的隐私。

第三，选择适宜的人际沟通方式。不同文化背景的患者的人际沟通方式存在差异。护士应熟悉自己与患者的文化差异，使自己在问诊过程中的语言和行为能充分体现对患者的理解和尊重。不同年龄的患者所处的生理及心理发育阶段不同，因而沟通能力亦不同。老年患者可能存在听力、视力、记忆力等方面的功能减退，问诊时护士应注意语言简单、通俗，语速要慢，给患者留有足够的思考和回忆时间，必要时可以适当重复。对不能自述的儿童，护士要注意家长或知情者代述健康史的可靠性；对能自述者，护士要充分重视儿童的心理（如怕打针、吃药等），严密观察其回答问题时的反应，以判断健康史的可靠性。危重症患者可能反应迟钝、回答缓慢，或因治疗无望而有抗拒、抑郁、孤独等心理，护士要予以理解。护士应根据不同的情况采取恰当的措施，真诚地关心、鼓励和安慰患者，争取获取更多的信息。

第四，注意非语言交流。在问诊的过程中，护士要注意非语言交流。护士与患者的非语言交流包括以下内容：体态，护士应与患者保持适当的距离，双目平视，交谈中适时地点头或会意地微笑等；倾听，护士应仔细倾听患者的诉说；触摸，适当的触摸，如握手、抚摸头部或背部可使患者感到护士的关怀与慰藉，是非语言交流中最亲密的一种形式，有助于建立彼此信任的护患关系，但要根据不同的文化背景和接受程度恰当运用，护士应给患者思考和调适的机会；观察，在会谈中，护士应注意观察患者表情、神态、语气、语速、精神状态等的变化。

第五，避免不良的刺激。问诊时，护士不可直呼患者的名字或床号，要避免可能对患者产生不良刺激的语言和表情，如说"麻烦""难办"，或皱眉、摇头、脚不停地拍击地板或用铅笔敲纸等，这样会增加患者的思想负担，甚至使其病情加重。

（2）身体评估

身体评估是评估者用自己的感官或借助听诊器、叩诊锤、血压计、体温计等简单工具对被评估者进行细致的观察和系统的检查，以了解其身体状况的一种最基本的检查方法，一般在健康史采集后进行。身体评估的方法有视诊、触诊、叩诊、听诊和嗅诊五种。要使身体评估的结果准确、可靠，护士就必须在具备医学基础知识和护理专业知识的基础上反复练习和实践。

（3）诊断性检查

诊断性检查主要包括体格检查、实验室及特殊检查，这可以为医护人员做出医疗和护理诊断提供依据。

2. 健康史的来源

（1）主要来源

健康史主要来源于被评估者本人，因为只有被评估者本人的感受是最早、最深、最清楚的。因此，从被评估者本人处获取的资料往往最多、最可靠。

（2）次要来源

健康史的次要来源如下：①被评估者的家庭成员或与被评估者有关的主要人员，如朋友、同事、邻居等；②事件目击者；③其他卫生保健人员，如医生、理疗师、营养师、心理医生或其他护理人员等；④目前或以往的健康记录、诊断报告和各种检查报告单，如实验室化验结果、X线检查报告单、病理检查报告单等。

3. 健康资料的类型

（1）根据资料的采集方法分类

根据资料的采集方法，健康资料可分为主观资料和客观资料。

主观资料是评估者通过与被评估者及其家属等会谈获得的关于被评估者健

康状况的资料。主观资料包括被评估者自身的各种感受、个人的经历、入院的动机和目的，对疾病的反应和对目前健康状态的认识等。主观资料不能被直接观察或评估。患者主观感受到的不适、痛苦的异常感觉或某些客观病态改变称为症状，如疼痛、乏力、食欲减退等。

客观资料是评估者通过视诊、触诊、叩诊、听诊、嗅诊及其他实验室器械检查所获得的被评估者健康状况的相关资料。患病后机体发生的可以观察到或感触到的改变称为体征，如黄疸、心脏杂音等，是形成护理诊断的重要依据。

（2）根据资料的采集时间分类

根据资料的采集时间，健康资料可分为目前资料和既往资料。

目前资料是反映被评估者目前健康状况的资料，包括目前的症状、体温、脉搏、呼吸、血压以及疼痛时表现出的心理状态等。

既往资料是指在此之前被评估者的健康状况资料，包括既往史、治疗史、过敏史等健康评估。所收集资料的类型有主观的和客观的，有目前的和既往的。护士必须将不同类型的资料组合在一起，通过综合分析和判断达到为确定护理诊断、制订和实施护理计划提供完整、准确和客观的健康史的目的。

4.记录健康史的注意事项

护士在记录患者的健康史时应注意以下事项：

（1）内容要真实，书写要及时

健康史的记录必须如实反映被评估者的健康状况，不能臆想和虚构。健康史的客观性和真实性不仅关系到护理病历的质量，还是护理人员品德和作风的反映。健康史内容的真实性可通过认真会谈、全面和细致的身体评估、辩证而客观地分析进行正确、科学的判断。健康史的记录要在规定的时间内及时完成。

（2）格式要规范，项目要完整

健康史的记录要按规定的格式书写，内容要完整，不可遗漏。

（3）表述要准确，用词要恰当

护士要运用规范的汉语和汉字书写健康史，要使用通用的医学词汇和术语，力求精练、准确，语句通顺，标点正确。

（4）字迹要工整，签名要清晰

健康史一律采用蓝色、黑色墨水笔书写，字迹应清晰、工整、易辨认。写错字需要改正时，护士不应用刮、粘、涂等方法去除或掩盖原字迹，而应用双横线画在错字上。记录结束后，护士应在右下角签全名或盖章，以示负责。上级护师修改的内容和修改者签名都要使用红笔。

（二）健康史的内容

健康史的内容主要包括一般资料、主诉、现病史、既往史、用药史、成长发展史等。

1. 一般资料

一般资料包括患者的姓名、性别、年龄、民族、婚姻、出生地、文化程度、宗教信仰、工作单位、职业、家庭地址、电话号码、入院日期及记录日期等。性别、年龄、职业等可为某些疾病的诊断提供有用的信息，文化程度、宗教信仰等有助于了解患者对健康的态度及价值观，同时，护士应注明资料来源（若资料来源并非患者本人，应注明其与患者的关系）及其可靠程度。

2. 主诉

主诉为患者感受到的最主要的痛苦、最明显的症状或体征及其持续时间。记录主诉要简明扼要，应用一两句话加以概括，并同时注明主诉自发生到就诊的时间，如"咽痛高热2天""活动后心慌气短2年，下肢水肿2周"。主诉不可超过20个字或超过3个主要症状。主诉要准确反映患者的主要矛盾，一般不可使用诊断名词，但特殊情况下（如"胃癌术后化疗"）诊断名词亦可作为主诉。体征一般不作为主诉，但能为患者所感知的体征而无明显症状者亦可作为主诉，如腹部包块、下肢水肿等。

3. 现病史

现病史是围绕主诉详细描述患者自患病以来疾病的发生、发展、诊疗和护理的全过程，是健康史的主体部分。为使现病史层次清楚、简明扼要，护士可按3个层次记录现病史：病史过程、有鉴别意义的阴性症状、患病后一般情况的改变。现病史的主要内容及评价如表4-3-1所示。

表4-3-1　现病史的主要内容及评价

内　容	评　价
患病时间与起病情况	何时，何地，如何起病，起病缓急，病程长短，与本次发病有关的病因和诱因。现病史的时间应与主诉保持一致
主要症状的发生和发展	按症状发生的先后详细描述症状的性质、部位、发作频率、持续时间、严重程度、有无缓解或加重的因素，有无伴随症状。记录要精练，类同的症状不需要反复描述，但症状的性质、程度等发生变化时应记录变化的情况

续表

内　容	评　价
伴随症状	与主要症状同时或随后出现的其他症状，应记录其发生时间、特点和演变情况，与主要症状之间的关系等，与鉴别诊断有关的阴性症状也应记录
诊治经过	发病后曾在何时、何地做过何种检查和治疗，诊断、治疗、护理措施及其效果
一般情况	患者患病后的精神、体力状态、食欲及食量的改变，睡眠与大小便的情况等
健康问题对其影响	患者对自己目前健康状况的评价及疾病对其生理、心理、社会各方面的影响

4. 既往史

既往史包括患者既往的健康状况和患过的疾病（包括各种传染病）、外伤、手术史、预防接种史，以及对药物、食物和其他接触物的过敏史等，特别是与现病史有密切关系的疾病。既往史的记录顺序一般按年月的先后排列。诊断肯定者可用病名并加引号，诊断不肯定者可简述其症状、时间和转归。

既往史的主要内容有：一般健康状况，有无慢性病，如高血压、肝病、糖尿病等；患者对自己既往健康状况的评价；急性、慢性传染病病史；预防接种史，包括预防接种时间及类型；有无外伤，手术史；有无过敏史，包括食物、药物、环境因素中已知的过敏物质等。

5. 用药史

用药史是指患者用过哪些药物，有无过敏反应；特殊药物，如激素、抗结核药物、抗生素等应记录其用法、剂量和时间；当前用药情况应包括药物名称、剂型、用法、用量、效果及不良反应等。护士应主要询问患者的药物过敏史、药物的疗效及不良反应，同时了解患者的自我照顾能力。

6. 成长发展史

成长发展史是反映患者健康状况的重要指标之一。

（1）生长发育史

护士可根据患者所处的生长发育阶段判断其生长发育是否正常。对儿童，护士应主要询问家长，了解儿童出生时及生长发育的情况。

（2）月经史

月经史包括月经初潮的年龄、月经周期和行经期天数，经血的量和颜色，经期症状，有无痛经与白带多少，末次月经日期，闭经日期，绝经年龄。

（3）婚姻史

婚姻史包括婚姻状况、结婚年龄、配偶的健康情况、性生活情况、夫妻关系等。

（4）生育史

生育史包括妊娠与生育次数，人工或自然流产的次数，有无死产、手术产、围生期感染及计划生育情况等。对男性患者还应询问其是否患过影响生育的疾病。

（5）个人史

个人史包括出生地、居住地和居留时间（尤其是疫源地和地方病流行区）、受教育程度、经济生活和业余爱好等社会经历；工种、劳动环境、和工业毒物的接触情况及时间等职业及工作条件情况；起居与卫生习惯、饮食的规律与质量；烟酒、异嗜物、麻醉药品、毒品等的摄入时间与摄入量；有无不洁性生活史，是否患过性病。

（6）家族史

家族史包括双亲与兄弟、姐妹及子女的健康与患病情况。护士应特别询问患者的家族中有无患有与患者相同的疾病的人，有无与遗传有关的疾病。对已死亡的直系亲属，护士要问明其死因与年龄。

第四节 健康教育的研究方法及相关学科

一、健康教育的研究方法

健康教育学是一门新的边缘学科，是自然科学、社会科学与人文科学相互渗透形成的综合性应用学科，涉及医学、社会学、心理学、传播学、行为科学、统计学等学科。它也是一门注重实践的学科，研究内容主要针对健康教育对象行为的改变。它的研究过程与其他学科一样，同样要做好科研设计、实验设计、社会调查和医学统计工作。

（一）健康教育研究的选题

健康教育的研究首先要明确研究什么？这就是选题。

1. 选题要注重"五性"

（1）目的性

明确解决什么问题。

（2）科学性

以确切的理论和研究成果为依据，有严密的逻辑推理。

（3）先进性

前人没有解决的或没有完全解决的问题。

（4）可行性

研究的关键技术，研究人员的素质、能力、人数、时间以及本单位的条件等能否完成课题。

（5）实用性

能确实解决问题，有实用价值，对严重危害人群健康而又缺乏矫正手段的课题应优先进行。

2. 确立课题要有针对性，并选择适宜的方法

如对人群健康状况的发生、分布特点、变动趋势或矫正危害健康的行为的措施的研究；研究健康状况发生率、某危害健康的因素随时间变动的趋势、对某种危害健康的因素进行检验等。不同的课题可选用不同的研究方法。

开展研究时要考虑研究对象的选择和分组，并根据研究方法的不同确定研究因素，如单因素、多因素或同一因素的不同水平的研究。依据逻辑思维顺序编制调查表，收集的资料要可靠、完整。调查问卷要通俗易懂，使研究对象能准确理解并答复问题。注意研究样本中的代表性以及可能出现的干扰和偏倚，体现调查研究的真实性。

（二）健康教育研究常用的方法

健康教育与健康促进的研究方法有两类，即观察法与实验法。观察法系被动的调查研究，不设干预因素，了解研究对象中健康状况的分布特点、健康状况与健康相关行为的关系。它又可分为描述性研究、分析性研究和社会调查研究。实验法是将研究对象进行随机分组，并且设置干预因素，了解健康促进中干预因素与健康相关行为之间的关系，明确干预因素的效应，主要用于健康促进规划设计的评价方案。

1. 观察法

（1）描述性研究

描述性研究主要了解健康行为、健康相关行为以及与之有关的各种因素在不同地区、不同时期和特定人群中的分布和变动的趋势，为危害健康的行为的成因、防治、矫正提供线索和决策意见。它又可分普查、抽样调查、现况调查等。

普查是指为了了解人群中健康或不健康的状况，在特定时间内对特定人群中的每一位成员进行全面调查或检查。该方法的缺点是工作量大，难以完成十分细致的工作程序，因而难免漏查调查对象，且耗费较多人力、物力。

抽样调查是指随机抽取某研究人群中有代表性的一部分人对其进行调查，以所得出的结果估计人群中健康或不健康行为的某些特征，也就是以局部推论总体的调查方法。该方法节省人力、物力和财力，调查范围小，调查工作也容易做细。但调查设计、实施和资料分析均比较复杂，样本量太小时，不能提供足够的信息。抽样调查又可分为单纯随机抽样、系统抽样、分层抽样、整群抽样和多级抽样。

为了增强资料的真实性和可靠性，减少系统误差和抽样误差，应尽可能控制产生干扰和偏倚的各种因素。现况调查是描述性研究中应用最广泛的方法，它强调在一定的、尽可能短的时间内完成。

（2）分析性研究

分析性研究是选择一个特定的人群，对描述性研究提出的情况进行分析检验。常用的有前瞻性研究、回顾性研究（表 4-4-1）和社会调查研究。

表 4-4-1　前瞻性研究和回顾性研究的比较

	研究方法	是否设立对照	观察方向	因果关系
前瞻性研究	观察性研究	设立对照组	从"因"到"果"	能证实因果关系
回顾性研究	观察性研究	设立对照组	从"果"到"因"	难以证实因果关系

前瞻性研究是指将研究对象暴露于某种危害因素，研究其与出现不健康现象之间的关系。它需要设立对照，把健康教育作为一种处理因素，健康教育组（暴露组）为测试组，另一组（非暴露组）为对照组，观察教育干预后两组健康行为改变的情况，并进行统计学检验。如果两组有差异，证实暴露与不健康之间存在相关。前瞻性研究中对象的确定和分组是根据研究开始时所获得的现实资料决定的，研究是从现在追踪到将来，需要较长的随访时间，其优点是可直接获得暴露和结果的资料，结果受偏倚影响较小，缺点是研究设计和实施较复杂，时间跨度较大，人力、物力消耗多。

回顾性研究是从结果到原因逆向性的研究。选一组有不健康行为的研究对象，再选一组没有不健康行为的研究对象，回顾调查研究他们既往暴露于某种因素的情况，如果两组的调查研究结果有差异，即说明不健康的行为与暴露于某种因素有关。这种研究对象的确定和分组在研究开始时从历史资料中已获得，暴露和结果之间的时间跨度虽然很大，但资料收集和分析可以在较短的时间内完成。它的不足之处是历史性资料中的暴露情况不能为研究者所控制，观察及收集暴露和结果的信息受历史资料的限制。

社会调查研究有专题小组讨论、专家反馈咨询、案例调查和观察等方法，主要适用于健康需求评估及信息反馈。

2. 实验法

实验法不同于观察法和非实验法，其主要的特征是研究对象分组要尊重随机化的原则，严格设立对照组，要有可比性的检验，还必须有个体或群体的干预措施。社区干预是常用的方法，它以社区人群为研究对象，对干预措施的效果进行检验和评价，也可在不健康现象出现之前，对危险因素进行干预，从而对干预的效果进行评价。此方法论证强度大，但必须提高研究对象的依从性。实验性研究与前瞻性研究的相同之处是均需将研究对象分成实验组与对照组，并对研究对象予以随访。两者不同之处是实验性研究需要将研究对象随机分组并采取某种干预措施，而前瞻性研究是按照研究对象的暴露状态或原有的条件分组且不采取任何干预措施（表 4-4-2）。

表 4-4-2　实验性研究与前瞻性研究的比较

	研究方法	分组	随机化原则	干预措施	可比性检验
实验性研究	实验法	分实验与对照组	随机化	必须有干预措施	进行可比性检验
前瞻性研究	观察法	分实验与对照组	非随机化	无干预措施	进行可比性检验

二、健康教育的相关学科

1988 年，第十三届世界健康教育大会提出，健康教育是一门研究传播保健知识技术，影响个体和群体行为，消除危险因素，预防疾病、促进健康的科学。因此，健康教育与健康促进工作领域涉及面很广，如预防医学、行为科学、社会医学、传播学、教育学等学科。在实践健康教育与健康促进时必须具备上述这些学科的基本知识。

（一）预防医学

预防医学是从医学中分化出来的一个独立的学科群。它以人类群体为研究对象，应用生物医学、环境医学和社会医学的理论，采取宏观与微观相结合的方法，研究疾病发生与分布规律以及影响健康的各种因素，制定预防对策和措施，达到预防疾病、促进健康和提高生命质量的目的。作为医学的重要组成部分，预防医学是在人类为求生存和发展、与危害健康的各种因素斗争的过程中产生和发展起来的。传统的预防医学概念包含 3 种不同水平的疾病预防范畴：①一级预防，又称病因预防；②二级预防，又称临床前期预防；③三级预防，又称临床预防。

（二）行为科学

行为科学，特别是其中的健康行为学是健康教育学的基础学科。我们知道健康教育与健康促进研究人们健康和疾病相关的各种行为的发生发展规律，以及影响行为发生发展和变化的各种因素，其目的是改变人们的健康危害行为，促进人类健康。因此健康教育者都应该具有一定的行为科学理论，学会用行为理论去诊断和分析人们的行为，确立行为目标，提出干预措施，为健康教育与健康促进的实施和评价提供依据。

（三）社会医学

社会医学是一门社会学和医学相结合的边缘学科。人类的健康不只与医学因素相关，从新的医学模式看，决定健康的因素绝不可能没有相应的社会保障措施。健康教育与健康促进要从社会的角度去研究和分析人群中存在的健康问题，并制定有关的干预措施。

（四）传播学

传播学是研究人类信息传播活动、信息互享以及探究传播发生发展、传播策略和传播效果的一门学科。健康教育者是健康信息的传播者，要向教育对象进行积极而有效的健康传播，告诉人们有关健康和疾病的知识，并指导人们采取健康行为。健康传播一定要有的放矢，要抓住健康信息接收、健康信念认同、健康信念转变和健康行为采纳 4 个传播环节。

（五）教育学

教育学是研究教学现象和教学问题、揭示教学规律的一门学科。健康教育是健康与教育相结合的学科，教育者通过教育过程使教育对象接受健康信息。因此，教育者应熟悉教学规律、教学方法、教材、教程安排和教学效果的评价。

第五章　现代健康教育实践

　　健康教育的主要目的是运用倡导、协调和赋权策略，通过改善有益于健康的政策、环境和服务，普及健康知识和技能，帮助人们提高健康素养和自我保健能力，养成科学、文明和健康的生活方式，预防疾病，保护和促进健康。健康教育是医疗卫生工作的基础和先导，是提高全民健康素质的有效战略。做好健康教育实践工作对于深化医药卫生体制改革，促进健康公平，保障广大人民群众健康，建设健康文化，推动经济社会和谐可持续发展来说具有重要意义。

第一节　家庭与健康教育

一、家庭概述

　　人类的健康不仅受到生物遗传因素的影响，还受到环境因素的影响。环境因素中的社会因素包括一系列与社会生产力和生产关系有密切联系的因素，家庭作为一种以生产关系为基础的社会因素，对家庭成员的健康产生着重要的作用。

　　家庭是以婚姻与血缘关系为基础建立起来的一种社会活动群体。婚姻构成夫妻关系，血缘构成父母子女及兄弟姐妹关系，这些关系是通过相互间承担义务而巩固发展的。人出生后首先接触到家庭，家庭也是人生活动的主要场所。家庭状态会深刻影响人的健康状况。

（一）家庭的类型

根据家庭关系的数量和结构的不同，可将家庭分成以下几个类型。

1. 核心家庭

核心家庭指具有社会承认的性关系的两个性别不同的成年人及他们的未婚子女组成的家庭，即由父母与其子女组成的家庭，为两代人、两种关系。核心家庭的特点是人数少、结构简单，家庭内只有一个权力和活动中心，家庭成员间容易沟通、相处。

2. 主干家庭

主干家庭又称直系家庭。主干家庭由两个或更多的住在一起的核心家庭组成，即除一对夫妻和他们的子女之外，还有上一代或上几代的人口或同辈未婚人口。其最典型的形式是直系双偶家庭，即父母和一个已婚子女及其配偶与子女组成的家庭。这种家庭包括两对配偶、两代或三代人。主干家庭的特点是家庭内不仅有一个主要的权力和活动中心，还有一个权力和活动的次中心存在。

3. 联合家庭

联合家庭指家庭中在同一代里有两对或两对以上夫妇的家庭。联合家庭的特点是人数多、结构复杂，家庭内存在一个主要的权力和活动中心及几个权力和活动的次中心。

4. 其他家庭

除上述 3 类以外的家庭，有单亲家庭、重组家庭、丁克家庭及鳏、寡、孤、独等一个人的家庭等。单亲家庭的特点是人数少、结构简单，家庭内只有一个权力和活动中心，但可能会受其他关系的影响。重组家庭的特点是人数相对较多、结构复杂，而丁克家庭和一个人的家庭则都呈现出人数少、结构简单的特点。

（二）家庭的功能

1. 养育子女

生儿育女是家庭圆满的重要条件，也是社会发展和种族繁衍的需要。家庭的养育功能不仅包括生养，也包括教育。从教育功能来说，家庭是子女成长的重要环境，父母是子女的第一任老师，父母应该承担对子女的教育责任。这样才可能使家庭里的子女健康成长，使人类自身的繁衍有质的提高，以达到家庭幸福与推动社会进步的目的。

2. 生产和消费

家庭的生产和消费功能是家庭成员生存、生活的必要条件。家庭成员通过直接生产或交换取得生活资料。随着社会的发展，直接生产的规模逐渐缩小或趋向消失，而消费的结构会有很大改变，从以满足生理需要的吃饭、穿衣为主，转变为以高层次的娱乐、享受等精神生活为主。家庭的消费状况直接影响着家庭成员的健康。

3.赡养老人

在我国，赡养老人是一种传统美德，也是一种法律义务。下辈家庭成员有赡养上辈老人的义务。当老人丧失劳动能力、完成社会责任时，他们在物质与精神上的需要首先应由家庭承担。随着社会的发展，家庭规模逐渐缩小，大家庭由核心家庭代替；与此同时，老人在物质生活与精神上都需要得到赡养与关怀。

4.提供休息、娱乐的特殊环境

家庭是人一生中接触最多的环境，是一个人成长的地方，有自己最熟悉的房间，有自己喜欢的摆设，有自己的亲人，构成了最适合个人的特有环境。在这种环境中，一个人可以得到完全的放松与充分休息。这种环境对体力的恢复、对精神的调节都有重要的作用。

（三）家庭的生活周期

家庭和个体一样，有产生、发展和消亡的过程，它与个体的发育时期是交织在一起的。所以，每个家庭都要经历不同的家庭生活周期，每个时期都有不同的家庭问题和保健重点（如表5-1-1）。

表 5-1-1　家庭生活周期中的重要家庭问题及保健重点

阶段	平均长度（年）	定义	家庭问题	保健重点
新婚	2（最短）	结婚、妻子怀孕	性生活问题 计划生育问题 交流与沟通问题 适应新的社会关系	婚前健康检查 性生活指导 计划生育指导 心理咨询
第一个孩子出生	2.5	最大孩子介于0至30个月之间	父母角色的适应 经济压力问题 照顾幼儿的压力 母亲健康问题	母乳喂养 哺乳期性指导 新生儿喂养 预防接种 婴幼儿营养与发育
学龄前期	3.5	最大孩子介于30个月至6岁之间	儿童身心发育问题 孩子上幼儿园问题	合理营养 监测和促进生长发育 疾病防治 形成良好的习惯 防止意外事故
学龄期	7	最大孩子介于6至13岁之间	儿童身心发展问题 离家上学问题 适应学校环境问题	除有"学龄前期儿童"的保健内容外，还引导儿童正确应对学习压力合理进行社会化

续表

阶段	平均长度（年）	定义	家庭问题	保健重点
青少年期	7	最大孩子介于13岁至离家之间	学习问题 性问题 与异性交往和恋爱	防止意外事故 健康生活指导 青春期教育和性教育 防止早婚和早恋
青年期	8	最大孩子离家至最小孩子离家	父母开始有孤独感 更年期问题 疾病开始增多 重新适应婚姻关系 照顾高龄父母	心理咨询 消除孤独感 定期体检 更年期保健
空巢期	15	父母独处至退休	重新适应两人生活 计划退休后的生活 疾病问题	防止药物成瘾 意外事故防范 定期体检 改变不健康生活方式
老年期	10～15	退休至死亡	适应退休生活 经济收入下降 生活依赖性增强 面临老年病、衰老、 丧偶、死亡	慢性病防治 孤独心理照顾 提高生活自理能力 提高社会生活能力 丧偶期照顾 临终关怀

（四）家庭对健康和疾病的影响

圆满的家庭是保障家庭成员身心健康的重要环境。

家庭结构、家庭功能、家庭成员间的关系正常与否成为影响健康的重要因素，并且家庭结构与家庭功能、家庭人际关系之间形成交互作用，进一步影响家庭成员的健康。

1. 遗传与先天的影响

每个人都是一定的基因型与环境之间相互作用的产物，许多疾病可以通过基因继承下来，如血友病、地中海贫血症、白化病等。由先天性因素（如胎内感染、妊娠期间用药或射线照射等）所致的疾病，将会给儿童的身心健康造成直接的影响。

2. 家庭对儿童发育及其社会化的影响

个人身心发育的最重要阶段（0～20岁）大多是在家庭内完成的；儿童躯体和行为方面的异常与家庭病理有密切的关系。3个月至4岁这段时间是儿童身心发育的关键时期，在这一时期，父母的行为对儿童人格的形成有很大的影响。例如，生活在父母因感情不和而经常打架或父亲经常虐待母亲的家庭中的儿童容易形成攻击性人格。

3. 家庭对成年人发病率和死亡率的影响

对于成年人来说，丧偶、离婚和独居的死亡率均比结婚者高得多。据相关统计显示，同家庭生活美满的人相比，男性离婚者平均寿命缩短 12 年，女性缩短 5 年。离婚不仅影响离婚夫妻双方，并且严重影响子女的身心健康。离婚者的子女容易受到心灵上的创伤，父母离婚会增加孩子心理上的痛苦和人格上的缺陷。

1976 年，有研究发现，有严重家庭问题的男性产生心绞痛的概率比那些家庭问题较少的人高出 3 倍；在有较高焦虑水平的男性中，能得到妻子更多支持和爱的人产生心绞痛的危险性明显低于得不到妻子支持和爱的人。

4. 家庭对成员生活习惯和行为方式的影响

家庭成员的健康信念常常会相互影响，一个家庭成员的行为会受另一个家庭成员或整个家庭的影响。家庭成员往往具有相似的生活习惯和行为方式，一些不良的生活习惯和行为方式也常成为一个家庭的"通病"，明显影响家庭成员的健康。

5. 家庭环境对健康的影响

家庭环境的拥挤程度是一个比较重要的影响健康的因素。过分拥挤的环境不但是许多疾病的传播条件，而且可能引起家庭成员的身心障碍。另外，家庭邻里关系、社区的基础设施、卫生资源和治安状况等都将影响家庭成员的身心健康。

二、健康家庭概述

（一）健康家庭的定义

健康家庭是指家庭环境卫生健康，家庭成员具有良好的卫生习惯、健康意识和健康行为，健康水平持续提高的家庭。

（二）健康家庭理念与实践的意义

健康家庭理念与实践可以发现、评估家庭中存在的健康危险因素，并对其进行积极、有效的控制和管理，有利于解决家庭成员的身心健康问题，从而达到促进全民健康水平提高的目的。它为健康中国战略与广大人民群众之间建立了强有力的纽带，促进自下而上的互联互通，可以有效推进"健康中国2030"战略落地。

三、健康家庭的主要内容

（一）健康家庭享有来自政府、社区的卫生和健康服务资源的权利

家庭的每位家庭成员都可在所处社区享受到国家提供的基本公共卫生服务。

（二）健康家庭拥有有利于每个家庭成员的健康环境

健康环境包括自然环境和社会环境。自然环境包括家庭室内外环境整洁、通风良好、无蚊蝇滋生地、无卫生死角、家庭垃圾分类袋装并投放等；还包括家庭饮用水、电器、燃气及交通工具安全，有效防止意外伤害和拥有健康支持工具（如体重秤、血压计、腰围尺、控油壶、控盐勺、计步器、运动健身器材等）等。社会环境则包括家庭成员关系融洽、邻里关系好且有日常往来等。

（三）健康家庭每位家庭成员应具备基本的健康知识与技能，养成健康行为

家庭成员应主动学习健康知识，树立健康理念，具备基本健康素养，具体包括养成良好生活习惯，讲究个人卫生；重视营养，掌握健康烹饪方法，膳食合理；肥胖得到有效控制，无吸烟和酗酒等行为；适量运动，做到科学健身；定期体检，科学就医，慢性疾病纳入随访管理并得到有效控制；家庭成员心理健康，适应社会发展，有压力时能向家庭成员倾诉，能有效调节家庭矛盾；掌握基本急救知识和技能，会测量体温、脉搏、血压等；购买食品时仔细查看生产日期、保质期，能看懂食品标签；具备获取和辨别健康信息的能力。

四、家庭健康教育的发展策略

将健康家庭建设作为健康城市和健康促进县区试点建设工作的重点内容，将健康家庭实践纳入区域健康促进和健康治理的总体规划。通过完善城市规划、建设和管理，改进自然环境、社会环境和健康服务，全面普及健康生活方式，满足居民健康需求，实现城市建设与人的健康协调发展。

（一）建立健康家庭建设工作机制

建立多部门共同参与的健康家庭建设工作领导协调机制，成立健康家庭建设领导小组，成员包括卫生健康、体育、民政、妇联等部门。

（二）确定健康家庭建设方案

根据人口、资源、环境、经济、社会发展基本情况、人群健康素养、健康状况和疾病负担等情况，结合健康家庭标准，分析当地家庭存在的主要健康问题，明确需要优先干预的问题和领域，制订当地健康家庭建设工作方案和工作计划，明确健康家庭建设任务。

（三）开展健康教育

开展系列宣传、培训和服务活动，培养社区和家庭"健康明白人"，为社区及家庭配备相关宣传品和健康支持性工具，提升家庭成员健康素养水平。因地制宜，开展符合家庭实际需求的健康教育活动，活动形式可包括健康教育与咨询、系列健康课程、信息提醒等。

（四）关注家庭健康教育中的"一老一小"问题

老年人和儿童是家庭中的脆弱人群，健康家庭的建设应该更加关注这两个人群。

1. 家庭健康教育中的老年教育

随着经济社会的发展，人口与社会逐步转型，我国的家庭面临着诸多严峻和紧迫的问题，家庭发展能力面临着极大挑战。健康家庭中的老年人的健康教育工作显得非常重要。

老年人健康教育是"老有所养，老有所医，老有所教，老有所学，老有所为，老有所乐"的重要措施。老年人健康教育应关注：①自我保健知识，如卫生常识、生活起居、作息规律等；②心理健康知识，如怎样克服悲观失望、自卑自弃的心理，管理情绪等；③合理膳食和营养知识，如养成良好的饮食习惯、坚持平衡膳食等；④伤害预防知识和技能，如防跌倒、摔伤等；⑤慢性病预防和管理技能，如心脏病、脑血管病、糖尿病、气管炎、白内障、青光眼等的预防和管理；⑥合理用药知识，如避免滥用保健品，防止药物误服、误用等；⑦社会参与技能，如动员老年人经常参加集体活动，广交朋友，培养广泛的兴趣和爱好，陶冶性情，克服不良的生活习惯，保持良好心情；⑧死亡教育，如正确看待和面对死亡等。

国家也要促进养老产业和医养结合的发展，提供连续照护、整合照护等服务满足老年人对医疗、康复、专业护理的需求，提高老年人的生活质量，才能更好地保障每个家庭的健康状况。

2. 家庭健康教育中的儿童教育

家庭是孩子生长最安全的场所，父母是孩子最好的老师。父母在儿童期对孩子进行适当的生理心理健康指导，能促使孩子用科学的知识、方法保护自己，促进其身体正常发育和心理健康成长。

儿童的父母，特别是农村地区留守儿童的监护人（看护人）要学习和掌握基本的养育知识和技能，接受基层健康卫生服务人员的入户培训和指导，及时发现养育风险，消除不良行为与生活方式对健康的影响，为儿童健康成长营造良好的家庭环境，保障儿童的健康。

家庭还应配合学校、社区营造健康生活环境，从小培养儿童的卫生习惯和健康行为。

（五）营造健康家庭建设环境

推动制定促进健康家庭建设的公共政策，保证提供可靠的食品、饮水和能源供应，满足营养、饮水、收入、住房和环境保护等需求，提供各种娱乐和休闲活动场所，满足家庭的健康需求。

（六）改善健康服务质量

使人们拥有方便可及的卫生健康服务，落实基本公共卫生服务，保障家庭成员的健康。

（七）效果评估

运用定量和定性评价方法开展对健康家庭的效果评估。开展健康家庭的群众评价工作，提升健康家庭在群众中的认可程度，充分发挥健康家庭在健康促进过程中的带头示范作用。健康家庭建设还可结合文化和生活特征，体现出在健康文化、健康生活方式、健康公益、健康环境等方面的创新成果。

第二节　学校与健康教育

一、概述

学校是儿童和青少年接受教育、社会化的重要场所。儿童和青少年处于求知的初始阶段，是行为习惯和世界观形成的关键时期，是最适宜开展健康教育的目标人群。国内外的学者都认为首先要做好学生人群的健康教育。

要加大学校健康教育力度，将健康教育纳入国民教育体系，把健康教育作为所有教育阶段素质教育的重要内容。

学校健康教育是对学生（包括大、中、小学学生和幼儿园小朋友）进行的有组织、有计划、有评价的健康教育活动，可以培养学生的健康意识与公共卫生意识，使学生掌握必要的健康知识和技能，促使学生自觉地采纳和保持有益于健康的行为与生活方式，减少或消除影响健康的危险因素，为适应社会和终身健康打下良好的基础。

儿童青少年时期的行为方式具有极大的可塑性，提高学生的健康认知并建立相应的行为，不仅能使儿童青少年终身受益，更关系到整个社会的健康。学校是投入少而容易取得良好效果的健康教育场所。学校通过提供经济、有效的教育手段去改变和影响学生的健康知识、健康信念和健康行为，从而影响家庭和社会，逐步提高全民的健康素养。在我国的大、中、小学在校学生中开展健康教育，对于国民素质的提高和社会的发展具有非常重要的现实意义。

学校健康促进是在学校健康教育的基础上发展起来的。学校健康促进是指通过学校、家长和学校所属社区内所有成员的共同努力，给学生提供完整积极的经验和知识结构，包括设置正式和非正式的健康教育课程，创造安全健康的学习环境，提供合适的健康服务，让家庭和社区更广泛地参与，共同促进学生健康。

学校健康促进的目标人群可以分为一级和几个次级。一级目标人群指学生群体；次级目标人群包括学校领导、教职员工、学生家长、社区领导。另外大众传播媒介对儿童青少年行为的影响不容忽视，学校健康促进要充分发挥大众传媒的作用。

学校健康促进的主要任务：①贯彻素质教育方针，树立"健康第一"的办学理念，以培养健康人才为学校的第一追求；②制定学校健康政策，推动卫生与体育工作，提高学生的身体素质；③学校落实控烟措施，确保达到无烟学校的标准；④学校全体教职员工都对学生健康负责；⑤改善学校物质环境；⑥为学生提供基本的卫生服务，改善学生的健康状况，解决学生的主要健康问题；⑦促进学生和教师健康相关知识、态度、行为的改变，提高学生个人保健技能，培养学生健康的生活方式；⑧学校与所在社区建立持久的健康互动关系。

二、学校专题健康教育

专题健康教育的内容很广，是为了预防某种疾病或减少某种致病危险因素而进行的行为干预，实质上是某一特定时期的学校重点健康教育内容。专题健康教育内容一般可分为以下几大类。

（一）学生常见病防治健康教育

学生常见病防治是多年来学校卫生工作的重点，如视力差、学生肥胖等，是专题健康教育的主要内容。

（二）学校传染病防治健康教育

国家规定新生入学后要进行重点传染病防治的健康教育。学校，特别是中小学校，人员密度大，教室内空气质量差，同学之间长时间密切接触，是传染病最易流行的环境。学校应根据不同的季节和传染病流行的趋势，提前进行防病健康教育的教学，或请专家开设集体防病讲座。防病专题健康教育内容主要有以下3类。

呼吸道传染病，是主要通过空气飞沫传播的病毒性疾病，如流行性感冒、水痘、麻疹、风疹、腮腺炎等。

消化道传染病，如痢疾、伤寒等。

虫媒传染病，如蚊子吸血传播的乙型脑炎、疟疾和登革热。在长江中下游沿江地区的学校，每年春夏季都必须开展血吸虫病防治专题健康教育。

（三）青春期健康教育

青春期是人生中最为美好的时期，也是人发育成长中生理和心理变化最大的时期。一个人能否顺利、健康地度过青春期，决定着这个人能否幸福地拥有青春年华和享有整个人生。青春期健康教育既是学校的任务，也是家庭的责任，要使家长重视并参与到青少年学生的健康教育中来。

人的一生从受精卵发育开始到衰老去世，大体分为胎儿期、婴儿期、幼儿期、童年期、青春期、青年期、成年期和老年期。人体成长发育过程时快时慢，生长过程有两个高峰：从胎儿到出生后2周岁是第一次生长高峰，而第二次生长高峰就是青春期。

世界卫生组织将10～19岁定为青少年时期，将10～20岁定为青春期，将15～24岁定为青年期。青春期是决定人一生的体格、心理、个性、智力发展的关键时期，这一时期的健康教育最突出的是与性发育相关的生殖健康教育问题。

三、学校健康教育的主要内容

（一）学校健康政策

学校健康政策是学校做好健康促进工作和可持续发展的根本保证，学校至少应制定以下主要健康政策：①将"健康第一"的理念融入各项学校工作中，把健康促进工作纳入学校整体工作计划和规划中；②每个教职员工均有促进自身和学生健康的责任与义务，健康知识应渗透到各个学科；③学校传染病防治和报告制度；④学校晨检制度；⑤学生饮用水管理制度；⑥学校食堂卫生管理和食品安全制度；⑦学校突发事件应急预案；⑧学校内禁止吸烟、酗酒和滥用药物的规定；⑨禁止教职员工对学生进行体罚；⑩保证每个学生平等使用教育资源。

（二）学校健康教育

学校健康教育是学校教育的重要组成部分。它通过健康课程教学、健康活动、健康咨询来提升学生的健康知识和技能水平，构建相关学科教学与教育活动相结合、课堂教育与课外实践相结合、经常性宣传教育与集中式宣传教育相结合的健康教育模式。

1. 健康课程教学

健康课程教学指健康教育要纳入学校的正规课程。

教学内容应该遵循教育部的相关规定，使学生依照不同年龄掌握相应的健康知识和技能，以促进学生养成健康的行为和生活方式，学校健康教育工作质量也将据此进行考评。

2. 健康活动

健康活动的目的在于促使学生通过亲身体验加深印象，增强学习效果。健康活动应与课堂教学互相配合，使课堂知识与实际行动结合起来。

3. 健康咨询

健康咨询是学生（或家长）与咨询人员（医务人员、教师或心理指导师）面对面接触，针对某一健康问题，进行请教与指导的人际传播过程。

健康咨询中一定会产生健康行为指导，它可分为集体和个体两方面。目前，心理咨询在健康咨询中占有重要比例。

（三）学校环境

1. 改善学校物质环境

学校物质环境包括校舍建筑、教室照明和通风设备、可调式课桌椅、学生饮水装置、厕所蹲位、自来水龙头数、体育设施以及膳食供应等物质条件。良好的物质环境会促进学生的身心健康和提高学习效率。学校的物质环境建设至少应包括以下几个方面。

学生学习、生活和娱乐时使用的建筑和设施应有利于保护和促进学生的健康，如采光、照明和通风等；教室的黑板、灯光等要符合国家有关部门的标准。

学校有足够面积的体育运动场地，操场要平整，有符合教育部规定的体育设施和足量的各类运动器具。

学校要为学生提供安全的饮用水和营养均衡的膳食。饮水设施在气温较高的夏秋季要满足全体学生的正常需求，学校食堂要符合《中华人民共和国食品安全法》的规定。

校园要清洁卫生，有足够的绿化面积。

校园内有足够的卫生设施，如水龙头数量不得少于班级数。

学校内要有垃圾收集设施，并对垃圾进行定期处理。

有住宿生的学校，宿舍要安全、整洁，设有配套的卫生设施。

2. 建立良好的校内社会环境

校内社会环境是指学校内部的人际环境，包括以下内容。

在师生员工之间形成相互关心、信任和团结友爱的人际关系，树立积极向上的良好校风。

学生的个性和发展得到尊重。对残疾学生要提供帮助，保证他们不受歧视。

对有经济困难的学生提供帮助，使他们能和其他学生一样接受良好的教育。

学校的领导和教师随时为学生提供积极、正向的心理支持，使学生的心理保持健康的状态。

（四）学校卫生服务

学校基本的卫生服务至少包括下列几个方面：①学生和教职员工都要定期进行健康体检，并及时将学生的体检结果反馈给家长；②设立医务室（卫生室），开展学生常见病防治工作，处理学生在校发生的外伤等健康问题；③建立心理咨询组织，设立心理咨询室、心理咨询电话、心理咨询信箱等，给学生提供心理支持；④为学生开展必要的免疫接种，防止急性传染病流行。

四、学校健康教育的发展策略

（一）学校要强化"健康第一"的理念

学校的领导和教职工应牢固树立"健康第一"的指导思想，把促进学生身心健康、全面发展作为学校教育的根本任务。学校应当把健康教育纳入教学计划，明确教学、后勤等各部门的职责，鼓励各学科教师在教学中渗透健康内容，发挥少先队或共青团组织的作用，通过多种渠道为学生提供健康知识和健康服务。同时，建立学校与家庭、社区之间良好的健康互动办学环境，改善学校的设施条件。

（二）学校要落实各种健康措施

学校应当做好以下工作：①制订学校卫生保健工作计划及实施方案；②开展健康教育讲座、组织班队的健康活动；③落实预防近视的措施，每天组织学生做两次眼保健操；④加强医务室（保健室）建设，做好学生的体检和健康管理工作；⑤协助开展学生免疫接种工作；⑥注重膳食营养与饮食卫生；⑦定期检查教室、宿舍、阅览室等公共场所的卫生情况；⑧开展对学生常见病、多发病、传染病和地方病的预防工作；⑨改善学校的硬件条件和环境卫生。

（三）学校要促进健康评价的建立

学校健康评价是学校健康促进工作的一个重要组成部分，经过科学的评价可以了解学校健康促进工作的现状，可为教育主管部门、学校领导、教师、学生及家长提供最为客观的信息。

学校健康教育评价有 7 条原则：①评价应是连续的，与整个规划同步；②评价应围绕学校卫生规划中所有主要的方面；③评价应关心结果、步骤和内容；④评价应该是有关人员都参与，包括学生、学校领导、教师、医务人员、专家和社会代表；⑤评价重点应该放在规划的目标和目的上；⑥评价应该有一个长期规划；⑦评价应该做好资料收集和记录保存。

第三节　社区与健康教育

加强社区行动，开发社区资源，动员社区参与，是当今世界健康教育的重要策略之一。将健康教育纳入社区发展整体规划，为社区健康目标服务，是我国卫生保健事业的一个重要组成部分。

一、概述

（一）社区与社区健康

1. 社区的含义

社区是一个社会学概念。它是指由一定数量，具有共同意愿、相同习俗和规范的社会群体结合而成的生活共同体。社区有着相对独立的社会管理体系和服务设施，是相对独立的地域性社会。社区是宏观社会的缩影，家庭是社区的基本单位。社会中的各种现象和特征均可通过社区而反映出来，社区具有如下社会作用。

第一，社区是人们从事生产和日常生活的基本环境。人群的社会生活多在所属的社区范围内进行，社区内的学校、机关、商店、医院等社会机构有着特定的社会功能，为社区的基本生活需求提供服务，并保证社区的协调、稳定和发展。

第二，社区具有管理和制约的作用。社区内的行政管理体系、管理制度、文化习俗、社区群体意识与行为规范在不同方面制约和干预着社区人群的生活和行为，发挥着督促人们遵守社会规范、维护社会秩序、提高社会公德及惩罚反社会准则行为的功能。

第三，社区具有凝聚作用，促进社区成员间的协作和支持。

第四，社区是最基层的单位，既贯彻政府各项方针政策，代表群众的基本利益，同时又与群众建立守望相助的密切关系，反映群众的需求和意愿。

在我国的社区卫生服务中，城市社区是指街道、居委会；农村社区则指乡镇村。社区卫生服务中心一般以街道办事处（乡、镇）所辖范围设置。

2. 社区健康

社区健康是指社区居民这一特定群体的健康状况。在现代社会，社区人群特定的生物学特征，如年龄、民族、遗传危险性、社区所处的自然和社会环境、社区卫生服务的提供与利用以及社区居民的行为习惯和生活方式等，是影响社区健康的重要因素。上述因素的综合作用，影响着社区居民的疾病状况和健康水平。群体健康的评价指标，如生育率、儿童营养与发育、死亡率、死因构成比、发病率、患病率及伤残率、期望寿命、生活质量指数等，从不同侧面反映了社区健康的水平。在实际工作中，分析社区健康状况，评估社区健康需求，是制订社区健康教育计划，开展健康教育活动的首要环节。

社区健康是社区发展的重要目标之一，也是社区综合实力的重要标志。社区领导不仅是社会经济生活的组织者，也是城乡社区卫生服务的组织者和管理者。维护和促进社区健康，是各级政府和社区各有关部门、社区卫生工作者义不容辞的责任。

（二）社区健康教育

1. 社区健康教育的概念

社区健康教育是指以社区为单位，以社区人群为对象，以促进社区健康为目标，有组织、有计划、有评价的健康教育活动与过程。其目的是引导社区人民树立健康意识，关心自身、家庭和社区的健康问题，积极参与社区健康教育活动，养成良好的卫生行为和生活方式，以提高自我保健能力和群体健康水平。

围绕"建设健康社区"这一目标，社区健康教育从整体上对社区人群的健康相关行为和生活方式，以及影响社区健康的自然和社会环境因素进行干预。其范围和内容十分广泛，涉及个人、家庭、群体身心健康，贯穿于人的生命各个阶段。它既适用于社区急、慢性疾病的综合防治，又适用于社区生态和社会环境的改善；既可促进社区居民对社区医疗保健服务的利用，又可促进社区医疗保健服务质量的提高，为社区人民创造健康、文明的社区环境。社区健康教育的对象包括社区内居民和社区所辖各企事业单位、学校、商业及其他服务行业的从业人员。

2.社区健康教育的任务

通过开展各种形式的健康教育活动，普及卫生知识，提倡文明、健康、科学的生活方式，摒弃封建迷信和陈规陋习，提高社区群众的健康水平与文明素质。

提高个人和群众对预防疾病和促进健康的责任感，促进个人和群体明智地选择有益健康的行为，并为人们提供具体的行为指导和示范，帮助人们提高自我保健能力。

促使全社会都来关心社区卫生与健康问题，创造一个有益健康的社区环境，完善社区卫生服务，协调非卫生部门和社会组织支持和参与社区健康教育活动。

加强社区行动，挖掘与利用社区资源，动员与组织社区人民积极参与社区健康规划和各项活动，解决自身的健康问题。

二、社区健康教育的主要内容

（一）城市社区卫生服务中的健康教育

1.社区卫生服务概述

（1）社区卫生服务及其基本内容

社区卫生服务是社区建设的重要组成部分，是在政府领导、社区参与、上级卫生机构指导下，以基层卫生机构为主体，全科医师为骨干，合理使用社区资源和适宜技术，以人的健康为中心、家庭为单位、社区为范围、需求为导向，以妇女、儿童、老年人等为重点，以解决社区主要卫生问题、满足基本卫生服务需求为目的，融预防、医疗、康复、保健、健康教育、计划生育技术服务等为一体的，有效、经济、方便、综合、连续的基层卫生服务。

社区卫生服务的基本内容包括以下几点。

预防服务：传染病和慢性非传染病的预防、卫生监督和管理。

医疗服务：除开展门诊、住院服务外，根据社区居民的需要，开展家庭病床、临终关怀等医疗服务。

康复服务：对社区慢性病患者和残疾人进行社区、家庭的康复工作。

保健服务：对社区居民进行保健合同制管理，其重点是实施儿童保健、妇女保健、老年保健等服务。

健康教育服务：这是社区卫生服务其他各项内容的基础和先导，贯穿于预防、医疗、康复、保健等各项服务之中。

计划生育技术服务：对社区育龄人群进行生殖健康、计划生育和优生优育指导及技术服务。

（2）社区卫生服务的意义

世界卫生组织早已指出，社区居民80%以上的健康问题可以在社区中得到解决。大力发展社区卫生服务具有重要的现实意义和深远的社会影响。其意义在于以下几点。

社区卫生服务是实现"人人享有卫生保健"的重要基础，通过提供基本的卫生服务，强调"预防为主，防治结合"，满足人民群众日益增长的卫生服务需求，将广大居民的多数基本健康问题解决在基层。

社区卫生服务是深化卫生改革，优化卫生资源配置，建立与社会主义市场经济相适应的卫生服务体系的可靠保证。

社区卫生服务可以为参保职工就近诊治一般常见病、多发病、慢性病，既保证基本医疗，又降低了医疗成本，符合"低水平，广覆盖"的原则，对城镇职工基本医疗保险制度长久稳定地运行，具有重要的支撑作用。

社区中卫生人员与广大居民建立起新型的医患关系，有利于加强社会主义精神文明建设，是密切党群关系，维护社会稳定的重要途径。

2.社区卫生服务中的健康教育的组织实施

（1）我国城市社区卫生服务中的健康教育现状

我国社区健康教育工作始于20世纪80年代。作为社区卫生服务的重要内容，社区健康教育在我国社区卫生服务试点城市迅速发展。近年来，卫健委曾对多个社区卫生服务试点城市抽样调查，结果表明，60%以上的社区卫生服务中心（站）开展了不同形式的健康教育活动。在上海、北京、深圳、天津、大连等城市，一些社区卫生服务机构已经成功地与社区合作，以社区诊断为基础，慢性病综合防治为突破口，针对患者及高危人群的行为危险因素，有计划地开展健康教育活动，开始形成社区健康促进的雏形。

（2）社区卫生服务中健康教育的任务

健康教育是社区卫生服务的重要内容和基础，是促进全民健康的重要手段，在社区卫生服务中具有导向作用。社区健康教育应在当地政府的领导下，在上级健康教育专业机构的指导下，充分体现"六位一体"的社区卫生服务原则，由社区卫生服务中心（站）承担具体任务。

第一，建立以社区卫生服务中心（站）为主体、社区卫生服务站和居委会负责的健康教育网络。

第二，社区卫生服务中心（站）领导负责社区健康教育的组织协调，由专、兼职人员负责具体工作。

第三，全科医生和社区护士在医疗、护理、预防保健等各项工作中开展有针对性的健康教育。

第四，建立健全健康教育工作档案，包括年度计划、工作记录、年终考核、评价。

第五，建立固定的健康教育阵地——宣传橱窗或卫生宣传栏。

第六，根据居民需求，开展多种形式的健康教育活动：不定期地编写和发放简单、实用的卫生科普材料；对居民进行健康行为和生活方式指导；举办健康教育讲座，每月至少一次；有条件者开展电化教育；推行健康教育处方。

第七，配合上级单位和健康教育专业机构开展健康教育相关工作；协助、指导社区内学校、机构、厂矿企业开展健康教育活动。

第八，对医护人员和社区健康教育骨干人员进行健康教育培训。

3.城市社区健康教育的基本内容

（1）城市社区常见疾病防治知识的宣传教育

慢性非传染性疾病的社区防治。应提倡健康的生活方式，控制行为危险因素；普及慢性病防治知识，提高自我保健能力；增强从医行为，提高对社区卫生服务的利用，如定期体检、积极参加健康咨询、疾病普查普治、遵医嘱坚持药物与非药物治疗。

提高警惕，防范新、老传染病。艾滋病、乙型肝炎、结核病等在人群中流行，已构成对居民健康的极大威胁，应加强对其传染源、传播途径及防治方法的宣传教育。

加强安全教育，防止意外伤害。意外伤亡，如交通事故、劳动损伤、溺水、自杀等，是当前青年人死亡和病残的最常见的原因。应教育居民在日常生活和工作中，提高自我防护意识，加强青少年的安全防护措施，防止意外事故的发生。

（2）家庭健康教育

家庭生活方式教育。家庭生活方式教育包括科学安排起居作息、合理膳食、适当运动等。以家庭饮食卫生与营养为例，其主要内容有膳食的合理搭配，食物的合理烹调，定时定量饮食，炊具、食具的简易消毒方法，碘盐的保管与食用，暴饮暴食、偏食、酗酒对健康的影响，以及常见食物中毒的预防知识，等等。

家庭急救与护理。家庭急救与护理知识应包括烧伤、烫伤、触电、跌伤等意外事故的简易急救方法和处理原则，人工呼吸操作方法，家庭中常用药物的保存与使用方法，以及血压计、体温表的使用方法等。

居室环境卫生知识。居室环境卫生知识包括居室环境的卫生要求；居室的合理布局，居室装修的卫生问题；居室采光照明的卫生要求及对健康的影响；冬季取暖应注意的问题，如预防煤气中毒、减少煤烟污染等。

生殖健康教育。生殖健康教育包括计划生育、优生优育优教、妇幼保健、性生活知识等。

家庭心理卫生教育。家庭生活周期是家庭心理卫生教育最基本的理论框架。家庭的发展经过形成、扩展、稳定、收缩、空巢和解体等不同阶段，每一阶段有其特定的角色和责任，如果家庭成员不适应或处理不当，便会产生相应的心理健康问题，应根据家庭发展阶段，适时提供咨询和指导，协助家庭成员正确解决面临的问题。

（3）创建健康城市（卫生城市）的宣传与动员

为了使城市拥有健康的人群，健康的环境，从而促进经济和社会的发展，要增强社区的凝聚力和提高全民的健康意识，动员每一个人、每一个家庭和单位共同参与，移风易俗，改变城市卫生面貌。

创建健康城市是世界卫生组织向世界各国倡导的全球战略行动。1985年世界卫生组织欧洲办事处提出了健康城市的概念。1986年第一个健康城市在多伦多推行。1987年世界卫生组织正式发起了健康城市运动。之后，世界卫生组织针对全球的迅速城市化及城市卫生状况，从保障社会的健康发展出发，制定了健康城市发展规划，提出健康城市的十条标准。这十条标准如下。

第一，为市民提供清洁和安全的环境。

第二，为市民提供可靠和持久的食品、饮水、能源供应，具有有效的垃圾清除系统。

第三，通过富有活力和创造性的经济手段，保证市民在营养、饮水、住房、收入、安全和工作方面的基本需求。

第四，拥有一个互相帮助的市民群体，各社会组织能够为了改善城市健康而协调工作。

第五，能使市民一道参与涉及他们日常生活，特别是健康和福利的各种政策的制定。

第六，提供各种娱乐和休闲场所，以方便市民之间的沟通和联系。

第七，保护文化遗产并尊重所有居民（不分种族和宗教信仰）的各种文化和生活特性。

第八，把保护健康视为公众决策的组成部分，赋予市民选择有利于健康行为的权力。

第九，做出不懈努力，争取改善卫生服务质量，并能使更多市民享受到卫生服务。

第十，能使人们少患疾病并健康长寿。

健康城市规划运动是现代化城市发展的必然趋势，每一个城市社区都应朝着这一方向不懈努力。

（4）社会卫生公德与卫生法律法规教育

学习、掌握有关城市卫生管理的法规，有助于提高城市居民的法治意识，提高搞好城市卫生管理的自觉性和自制力。大力宣传普及相关管理条例、办法、规定等，大力提倡良好的卫生道德观念，提倡有益健康的生活方式，使社区居民自觉地维护社区形象，与破坏社区卫生与文明的不良现象做斗争。

（二）农村初级卫生保健与健康教育

1.农村初级卫生保健概述

初级卫生保健，实际上是我国长期以来农村卫生工作管理的理论化、系统化和科学化。农村初级卫生保健是适应经济社会发展和农村居民生活水平，体现社会公平，农村居民都能享受到的基本卫生保健服务。农村初级卫生保健在政府领导和部门的协作下，主要由县及县以下的乡、村医疗卫生机构和乡村医生为农村居民群体提供。健康教育作为初级卫生保健的9项基本任务之首，在农村初级卫生保健中发挥着不可替代的基础与先导作用。

2.农村健康教育的基本内容

我国地域广阔，各地农村情况千差万别，疾病流行情况和危害健康的因素也有很大差异，农村健康教育应根据当地实际需求，确定教育内容。

（1）农村常见疾病的防治宣传教育

农村是各种疾病的多发地区，不仅有城乡共有的常见病、多发病，还有农村常见的寄生虫病、人畜共患疾病，以及农业劳动中易发生的疾病，如农田中暑、农药中毒、稻田性皮炎等。由于农村的生活条件相对较差，群众文化水平相对较低，卫生知识和保健意识较为缺乏，因而各种疾病和传染病的发病率都比较高，病死率亦高于城市居民。宣传普及农村常见疾病防治知识是农村健康教育的首要任务。

（2）移风易俗，改变不利于健康的行为习惯

普及生活卫生知识，指导农民科学地安排衣、食、住、行，合理地摄取营养，坚持有益于健康的文体活动，逐步摒弃延续了几千年的不益于健康的生活习俗和行为习惯，建立起文明、科学、健康的生活方式。

个体行为12项：经常洗澡；勤剪指甲；头发清洁，勤理发；一人一巾，每天洗漱；一人一刷，每天刷牙；不喝生水；生吃瓜果要洗净；不吸烟；不酗酒；不随地吐痰；不随地大小便；饭前便后洗手。

群体行为8项：家禽（畜）圈养；禽（畜）室干净；柴草、粪土、煤块堆放整齐；居室整洁通风；卧具干净，无异味；农药、化肥远离食物与水源；灶具、碗筷干净；厨房有排烟设施。

（3）农村环境卫生与环境保护

在文明村镇的建设中，要加强卫生要求和卫生技术指导，重点抓好村宅建设卫生、饮水卫生、粪便垃圾处理、消灭四害、保护环境、控制环境污染等方面的健康教育。

（4）健康观念与卫生法制教育

破除迷信思想，用科学道理来解释生、老、病、死发生的原因；利用当地真人真事，信巫不信医的受害事实，揭露封建迷信的危害性。

宣传普及新的健康观和卫生观念，消除"没病就是健康"的传统意识，树立自我保健意识和人人为社区健康负责的观念，积极参与农村初级卫生保健，合理利用卫生服务。

宣传新时期党的方针政策，开展卫生普法工作，提高农民的法治观念和遵法守法的自觉性。

3. 农村健康教育的主要形式与方法

（1）开发利用农村传播媒介和渠道

我国农村地域广阔，各地生活条件和文化习俗千差万别。健康教育工作应做到因地制宜，除了广播、电视、录像、卫生宣传栏、街头标语等广泛覆盖的

传播方法外，还应采用多种具有农村特色的健康教育方法与手段。福建省等地创造了以村为单位，实现"四个有"的工作模式，即"天有一条线，村有一个栏，校有一堂课，村里有人管"，曾作为中国农村健康教育的典型经验而推广全国。

（2）改水—改厕—健康教育，三位一体结合进行

农村的饮水卫生、粪便管理是与农民日常生活密切相关的卫生问题。有关资料显示：农村80%的疾病与饮水卫生和粪便管理有关。在一些地区，蛔虫病等肠道寄生虫病的儿童感染率高达70%以上，严重地影响他们的健康成长。然而，只要提供清洁的水源、卫生的厕所并保持良好的个人卫生习惯，这些疾病是可以预防的。

自我国政府实施农村供水与环境卫生工程以来，坚持强调通过政府组织部门合作、社区参与，以改水—改厕—健康教育三位一体的策略，将农村供水、环境卫生和个人卫生结合起来，综合治理，保障农村居民的健康。这是农村初级卫生保健的一项重要任务，也是建设文明小康村镇、造福于民的基础工程。实践证明，健康教育对农民参与改水改厕起着积极的引导和促进作用，而农村生活环境和卫生状况的改善又激发了农民寻求健康信息、加强自我保健的意识。

（3）发挥乡村医生的作用，结合医疗保健工作开展健康教育

农村医疗机构和乡村医生利用应诊、治疗、家庭访视等机会，对患者及其家属进行面对面的教育和必要的技术指导，是深受群众欢迎的健康教育形式。其具有灵活、具体、结合实际、针对性强的特点，还有利于建立良好的医患关系。此外，可利用农村开展计划生育、计划免疫、妇女病普查、地方病普查等工作的机会，开展生动具体的教育活动。

（4）抓好乡镇社区和流动人口健康教育

改革开放带来了农村经济的繁荣。随着农村商品经济的迅速发展，乡镇企业的迅速崛起以及活跃的城乡文化交流，乡镇社区作为一种独立的社区形态日益显示出其重要的社会作用。乡镇社区地处城乡之间，是介于农村社区和城市社区之间的过渡型居民点。根据其自身特点，开展乡镇社区健康教育应注意以下要点。

乡镇社区是农村人口由农业向非农业转移的重要场所，乡镇企业工人和第三产业人员是社区人口的主体，流动人口占有相当大的比例，应将这些人群作为重点教育对象。

乡镇企业的迅速发展使乡镇社区形成以工业为主的产业结构。环境保护与安全生产防护应是乡镇社区健康教育的一项重要内容。

乡镇社区在加强城乡联系，促进城乡物质、文化交流方面起着重要的桥梁作用。乡镇社区的生活、商业和文化设施已具有城市特征，但人们的社会心理和生活习俗仍保留着浓厚的乡土气息。开展乡镇社区健康教育，应加强生活方式教育，改变传统的不良的行为习惯。

三、社区健康教育的发展策略

社区健康教育是一项社会系统工程，是政府领导、多部门合作、社区参与的综合体现。开展社区健康教育必须强化社区功能，创建有利于社区健康的支持性环境，必须具备政府决策、网络健全、开发社区资源、群众广泛参与和科学制定规划等要素，这是社区健康教育实施的基本保证和必要条件。

（一）明确政府职能，制定社区健康教育政策

世界卫生组织明确提出："政府对其人民的健康负有责任，只有通过提供适当的卫生保健和社会措施才能履行其职责。"社区健康与社区经济和社区发展不可分割，不可能由卫生部门单独解决，必须在当地政府领导下，由社区各有关部门共同承担社区群众的健康责任。城市街道办事处和农村乡（镇）政府是社区健康教育的领导机构，在健康教育工作中发挥组织、领导、协调、服务作用。

1. 开发领导，争取社区领导的理解和支持

我国实践表明，搞好社区健康教育的关键不是经济和技术问题，而是社区领导思想观念的转变。通过加强与社区领导的沟通，促使领导树立大卫生观念，以事实业绩争取领导的关注和支持，是社区动员的首要任务。社区领导对健康教育工作承担责任，主要表现在：①有主管领导分管，责任分工明确；②将社区健康教育工作列入政府的议事日程，纳入文明社区、小康村镇发展规划；③协调社区内各部门参与和支持健康教育；④制定有关卫生政策、制度并监督执行；⑤领导社区健康教育计划的制订、实施、考核和评价；⑥提供必要的资金支持。

2. 建立社区健康教育与健康促进决策机构

社区健康教育与健康促进决策机构应由政府牵头，由卫生、教育、宣传、企事业、群众团体等各有关部门共同组成社区健康促进委员会或社区健康促进领导小组，统筹社区健康教育工作，形成以政府负责、部门配合、群众参与为特点的社区健康教育运行体制。

3. 制定政策，强化政府行为

制定规章制度和地方法规是行政干预的有效形式，它不仅为社区健康教育的实施提供了依据，而且可以规范群体和个人的行为，保证社区健康环境的形成。近年来，在大力发展社区卫生服务的进程中，北京、上海、天津、深圳、济南等城市将健康教育纳入社区发展总体规划，全面促进了社区健康教育的发展。

（二）建立健全社区健康教育组织网络

建立健全"双轨（向）管理、条块结合"的社区健康教育组织网络，是加强社区政府、专业机构和各部门间合作，协调开展社区健康教育的必要的组织保证。

双轨（向）管理是近年来适合我国国情而发展形成的行之有效的社区健康教育管理体制。它是指开展健康教育工作，一靠各级政府和卫生行政部门的组织领导，二靠各级专业机构的业务指导，两条渠道，对口管理，逐级负责，交互融会。

条块结合是指，以社区卫生服务机构和医护人员为主体，以专、兼职健康教育人员为骨干，形成社区健康教育纵向网络；以社区为单位，形成社区主管领导牵头，社区内各单位协同参加，由街道、文化、教育、卫生、财政、环保、群众团体等共同组成的健康教育横向网络，把健康教育与各自业务结合起来，发挥各自的优势，共同搞好健康教育工作。街道办事处（乡镇）健康教育领导小组和居（村）委会社区保健（初保）工作站是条块结合的两个融汇点。需强调的是，各级健康教育专业机构在社区健康教育中应发挥其政策倡导、组织协调和业务指导作用。

（三）开发利用社区资源，动员群众广泛参与

社区资源是指社区赖以生存和发展的物质与非物质资源。社区资源是开展社区健康教育的基础。除积极筹集资金，争取外援性技术、人力、经费、设施外，应以社区发展为动力，立足于挖掘社区内部的资源潜力。

社区发展是社区居民在政府机构的支持下，依靠自己的力量，改善社区经济、环境、文化状况，提高生活水平和生活质量的过程。这里"自己的力量"就是指蕴藏在社区成员或社区组织中的各类人力、财力、物力、信息资源。

社区群众的参与是健康教育的基础，是最宝贵的社区资源。社区群众参与包含两个层次的含义。一是指社区领导和群众代表共同参与健康教育规划制定、实施和评价的全过程。如果仅把社区参与看作动员群众参加健康教育活动，这

就失去了社区参与的真正意义。社区参与的另一含义是社区成员把维护社区健康视为己任，积极主动参与健康教育各项活动。实践证明，只有充分开发利用社区资源，培养社区成员的自治精神和自助、互助能力，实现在相互合作和互利互惠基础上的资源共享，才能使社区健康教育保持可持续发展。

（四）开展多种形式的健康教育活动，提高居民自我保健意识和技能

社区居民的健康和生活质量受到环境、行为等多方面因素的影响，社区居民又存在着性别、年龄、职业、文化程度、生活习惯、健康状况等多方面的差异。因此，开展社区健康教育活动必须采用多部门联合、多层次干预和多种手段并用的综合策略，采取多种健康教育形式和方法，来满足教育对象的不同需求。在社区健康教育工作中，要尽量调动各有关部门和单位参与的积极性；要针对目标人群个体、群体及团体、环境等不同层次采取相应策略；要根据目标人群、健康问题的特点采用行之有效的干预方法，以达到投入少、产出高的最佳健康教育效果。

（五）调整与改善社区卫生服务

大力加强社区卫生服务，培养全科医师和社区护士，为社区居民提供以健康为中心的全程、全面、一体化的优质服务，将社区健康教育有机地融入社区卫生服务机构的预防、保健、医疗、康复等各项职能之中，使健康教育真正发挥在社区卫生服务中的基础与先导作用。

（六）加强社区健康教育计划设计、监测管理与评价

为使有限的人力、物力、财力得到高效利用，必须在社区需求评估的基础上，提出该社区要优先解决的主要健康问题或行为问题，确定目标和干预策略，制订社区健康教育计划。为保证社区健康教育计划项目的实施和落实，评价计划目标的实现，还必须建立经常性的监测体系，逐步实现社区健康信息管理的微机化、动态化，步入规范化、科学化管理的轨道。

第四节　医院与健康教育

医院一词来自拉丁文，原意为"客人"，因为一开始设立时，是供人避难的场所，还备有休息间，有招待意图。后来，其才逐渐成为满足人类医疗需求、提供医疗服务的专业机构和收容、治疗患者的服务场所。现在的医院是指按照

法律法规和行业规范，为患者提供必要的医学检查、治疗措施、护理技术、接诊服务、救治运输等服务，以救死扶伤为主要目的医疗机构。医院是开展健康教育的天然有利场所。

一、概述

多项研究证明，医院健康教育是促进医患沟通的有效方式之一。健康观的发展使人们意识到，医院不仅仅要向患者提供高质量的保健服务，更应该致力于与患者建立合作关系，为他们建立健康促进目标，发展健康促进的组织和文化，使患者和全体工作人员积极参与，以达到促进健康、提高生命质量的目的。

医院健康教育是指以医疗保健机构为主要场所，以健康为中心，为改善患者及其家属、社区成员和医院职工的健康相关行为所开展的一系列有组织、有计划、有目的的教育活动与过程。随着医学模式的转变，医院健康教育在实施场所上，由医院扩展到社区；在受众上，由患者及家属扩展到医院员工和社区人群；在内容上，从疾病为中心扩展到以健康为中心，并贯穿生命全周期的健康促进理念；在目的上，由单纯的传播知识转化为健康行为的建立、心理健康促进和患者健康素养的提升。

医院健康教育的主要意义在于：①医院健康教育是实现医院功能转变的先导和基础，满足医学模式改变的需要；②医院健康教育是改善医患关系和医院的社会公共关系的纽带；③医院健康教育是一种重要的治疗手段，有助于提高患者的依从性，实现对患者的心理保健，同时促进行为生活方式的转变。

根据教育受众不同，医院健康教育可以分为患者健康教育、医护人员健康教育及社区健康教育三方面。

（一）患者健康教育

患者健康教育又称院内教育，是医院健康教育的重点。患者在医院的就诊和住院时期称之为可教育时机，此时患者已经体会到一些危险因素带来的后果，对于自身健康更为重视，对于医师的建议有较强的依从性。因此，可以利用患者看门诊、住院等机会，对患者及其家属开展健康教育，既可以结合患者的健康问题、生活方式、家庭及社会背景等开展个性化的健康教育，也可以利用医院内患者较为集中的特点，通过健康讲座、患者自我管理小组等方式开展群体健康教育。

（二）医护人员健康教育

医院健康教育本身就是医院工作的重要组成部分，医护人员对其负有不可推卸的职责。然而，受传统医学教育模式的影响，我国的医护人员和医院管理者大都缺乏健康教育学科的系统培训，这是开展医院健康教育的不利因素。为了能够应对患者健康教育的需求，医院应努力提高医护人员的综合素质及专业技能，从而保障健康教育宣传的顺利进行。同时，作为一个特殊的社会群体，医护人员也需要接受健康教育以促进自身健康。

（三）社区健康教育

社区健康教育是医院健康教育在社区的延伸与拓展，教育受众由患者延展到大众，具有更大的影响力。社区健康教育是由医护人员作为实施健康教育的主体，以社区人群为教育对象，以社会共治为原则，以促进社区人群健康为目标，动员全社会共同参与的健康促进活动。

二、医院健康教育的主要内容

（一）医院健康政策

医院健康促进的实施与发展需要得到组织、政策、资金等多方面的支持和计划的保证。因此，医院必须制定切实可行的规章制度和工作规范。这样的政策要综合考虑患者、员工以及所有医院来访者的健康。换句话说，把健康理念融入医院的所有政策，包括建立健康教育操作规程，如向首诊患者询问其吸烟情况并简短介绍戒烟干预的流程，帮助出院患者制定健康教育规程等，并保证每一制度的落实。医院所有的政策和工作计划应该从循证医学的角度制定，保证其规范化与科学化。

医院应该至少制定以下主要制度：①健康教育纳入发展规划、院科两级责任制目标管理；②医院健康教育管理制度；③人员培训制度和健康教育工作考核制度，全体员工定期接受健康教育继续教育或专题培训；④无烟医疗机构及控烟制度；⑤针对患者及社区居民开展健康教育工作，纳入医护人员绩效考核。

（二）医院健康环境

1. 医院的物质环境

医院的物质环境主要是指医院的诊疗环境，包括建筑、设备、设施、卫生、照明、通风、采暖、绿化等。环境建设至少应该包括以下方面：①建筑设备设施符合国家有关规定、标准和要求；②医疗废物与生活垃圾按要求分类且及时处置，医疗废弃物管理符合院感管理的相关规定；③要清洁卫生，有足够的绿化面积和美化的环境，有足够的卫生设施；④辐射安全、医疗废弃物等标志清晰、明显，院内除公益广告外不设置其他商业广告；⑤设置导医标志，方便患者就诊；⑥候诊区提供与就诊人数相匹配的候诊座椅，为患者提供安全、私密的就诊环境。

2. 医院的人文环境

医院的人文环境主要指就医氛围和就医体验，良好的人文环境主要包括：①医务人员对待患者和蔼可亲，使用文明礼貌用语；②考虑残疾人、老年人、孕产妇等特殊人群的需求，如开通绿色通道、优先窗口等；③根据需要提供安全的食品和饮用水。

3. 无烟环境

烟草对健康的影响不言而喻，因此医院应为患者及其家属营造无烟就医环境，主要包括：①医院室内完全禁止吸烟，所有室内场所没有烟头、没有吸烟者；②医院所属区域有明显的禁烟标志，所有建筑物入口处、候诊区、会议室、厕所、走廊、电梯、楼梯等公共区域有明显的禁烟标志；③院内不销售烟草制品，院内无烟草广告、促销和赞助；④为人群提供控烟宣传及资料。

（三）患者健康教育

患者健康教育可分为门诊健康教育和住院健康教育。

1. 门诊健康教育

门诊健康教育是指对患者在门诊治疗过程中进行的健康教育。门诊健康教育主要包括候诊健康教育、随诊健康教育、健康咨询。

候诊健康教育是指在患者候诊期间所进行的教育，采用的主要形式有在候诊厅放置健康知识资料、设置健康教育宣传栏、黑板报等。健康教育宣传栏内容要根据各类人群文化层次的特点精心设计，力求做到内容新颖、标题醒目、形式美观，注意科学性、针对性、通俗性和艺术性。

随诊健康教育是医师在给患者诊疗过程中，根据患者所患疾病的有关问题进行简短的讲解和指导。为解决门诊患者多、诊疗工作量大与开展随诊教育的矛盾，可使用健康教育处方来对口头教育进行补充完善，不仅便于患者保存阅读，对指导患者进行自我保健和家庭保健也是一种有效的辅助治疗手段。

健康咨询是医务人员对咨询者提出的有关疾病和健康问题进行的解答和医学指导，县级以上医院要设立咨询室或心理门诊，以满足各类人群的不同需要。

不同的门诊应该根据疾病特点和要求制订门诊健康教育的工作流程和要点，结合患者情况开展健康教育。

2. 住院健康教育

住院健康教育是指医护人员对住院患者或患者家属进行的健康教育。住院健康教育可分为入院健康教育、病房健康教育、出院健康教育和出院后健康教育。

入院健康教育指在患者入院时，对患者或其家属进行的健康教育，主要内容是医院的有关规章制度、生活环境、注意事项等，通常由护士采用口头教育或宣传资料等形式进行，旨在使患者和陪护人员尽快熟悉住院环境，稳定情绪。

病房健康教育指在患者住院期间进行的经常性的健康教育工作，是健康教育的重点。医护人员根据各自的工作特点，针对患者的病情和需求，开展患者健康评估，对患者及其家属、陪护人员进行较系统、深入、有针对性的教育和指导，以建立良好的医患关系，增强患者的治疗信心，使其积极配合治疗，促进其早日康复。

出院健康教育指患者病情稳定或康复出院时所进行的健康教育。医护人员应以口头谈话和健康教育处方的形式向患者及其家属介绍治疗结果、病情现状，提出如何巩固疗效及防止复发的注意事项，帮助患者规划饮食、起居、活动方式、功能锻炼、用药方法等。

出院后健康教育是出院健康教育的延伸。对象主要是有复发倾向，需要接受长期健康指导的慢性病患者。出院后健康教育是一个连续追踪过程，主治医师通过书信指导、定期或不定期家访、电话咨询等方式，针对病情现状和患者需求，修正治疗方案，给患者提供长期、动态的健康咨询和指导。

所有的医院应该根据医院实际，设立健康教育宣传栏、资料架、电子屏等开展患者健康教育，同时积极利用院内健康讲座、新媒体手段等向患者传递健康信息。

（四）医务人员健康教育

医务人员的健康教育是医院顺利进行健康教育的前提和保障，技能培训是医务人员健康教育的主要措施。医务人员的健康教育主要集中在慢性病预防、戒烟、工作压力的管理、健康的饮食等相关问题上，主要开展的健康项目有创建无烟环境、压力管理和减肥；同时还应注重员工的健康促进技能和文化的培训，提高员工健康促进的能力。具体的措施有：

第一，对全体员工进行体检，建立健康档案，开展健康评估。

第二，针对医护人员存在的问题，有计划、有组织地实施干预活动，促使医护人员建立健康的生活方式，促进和增强自身的身心健康。

第三，组织促进身心健康的文体活动，丰富员工生活，提高医院凝聚力。

（五）社区健康教育

社区是医院开展延伸服务的主要场所，医院应与社区密切联系，根据社区居民的健康需求，定期组织医护人员面向社区居民及重点人群开展健康讲座、健康咨询、义诊、健康生活方式倡导等健康活动。同时二、三级医院应该加强与社区卫生服务中心的联系，帮助其提高医疗和健康教育技能与水平，建立"小病在社区，大病进医院"的转诊制度，保障社区居民的健康。

医院要通过广播、电视、报纸、网站和新媒体对公众开展健康教育，并按照当地卫生行政部门的安排，积极参加世界卫生日、全国儿童预防接种宣传日、世界无烟日、联合国糖尿病日、世界艾滋病日、世界防治结核病日、世界精神卫生日、国际助残日、全国爱眼日等重大卫生日的宣传咨询活动。

三、医院健康教育的发展策略

要将健康教育理念融入医院建设和管理全过程，贯彻落实卫生与健康工作方针，建立以患者、患者家属、社区居民健康为中心的诊疗体系，把健康教育理念全面融入医院管理、医院建设、诊疗等相关方面。

医院环境要整洁、舒适。无论是患者、家属，还是医护人员、医院管理者，都希望有一个整洁舒适的环境。生活垃圾、医疗废物要分类收集依规管理。医院还要加强文化建设，医务人员使用文明礼貌用语，和蔼可亲地对待患者。

医院要全面建设无烟环境，保证医院所有室内场所全面禁止吸烟，要积极开展控烟宣传，在医院内张贴控烟宣传材料，为患者提供戒烟服务和咨询。

医院要开展多方位的健康教育工作。除了做好患者的健康教育，医院还要开展社区层面的健康促进工作，同时还要考虑职工本身的健康，定期开展员工健康促进与健康教育培训，增强员工健康促进工作意识与技能；每年对全体员工进行体检，建立健康档案，开展健康评估，并根据职工的主要健康问题，开展健康管理活动。

第五节　工作场所与健康教育

工作场所也叫职业场所，是指人们从事生产劳动创建社会财富的场所，它既指工作的特定物质环境，又包括工作社会组织与管理。职业场所分类因标准不同而异：①按规模大小分为大型企业、中型企业与小微企业，如作为国企的中国石化职工达数十万，而小微企业用工仅数人；②按生产活动分为传统的制造业、采掘业、交通运输业等，新兴的服务业如咨询业、金融保险业、快递业、电商等；③按工作场所组织分为个人工作室、流动商户、流水线制造等。

工作场所是开展健康教育的重要阵地，从人一生的时间分布看，有 40 年左右的时间是在工作场所度过的，工作中受到的伤害、与工作有关的疾病是当前全社会疾病负担的重要部分。同时工作场所存在着大量职工，他们构成了功能社区，为开展健康教育提供了重要机会。

一、概述

随着时代的变化，原先职业场所健康教育的叫法已经逐渐被工作场所健康教育所取代，为职业人群提供全生命周期的健康服务已经成为提升职业人群健康水平的首选之策。在工作场所开展健康教育是为职业人群提供健康服务的基本内容之一。

工作场所的健康教育是用人单位、工人和社会共同努力，通过一系列活动来控制职业性有害因素，倡导养成健康生活方式与行为，通过工人的参与和增权，以提升全体劳动者健康和福祉（幸福感）的过程。

工作场所健康教育是健康教育在工作场所的具体应用与拓展，由于工作场所既是职业人群工作的地点，又有严密的管理体系和相应的资源，同时可以设定内部的政策与制度，为健康教育带来更多的便利条件。

世界卫生组织倡导开展健康工作场所建设，将健康工作场所定义为劳动者和管理层采取共同合作及持续改善流程，保护与促进全体劳动者的健康、安全与幸福及工作场所持久经营的环境。在工作场所开展健康教育是实现健康工作场所的重要手段。

在现阶段，我国更愿意把健康工作场所称为健康单位。健康单位即单位内已控制了已知的职业性有害因素，有持续地保护与增进员工身体与心理健康的政策、项目和行动，通过员工广泛参与，来提升员工的健康水平，给其带来心理满足的用人单位。

无论是健康单位还是健康工作场所建设，均以健康教育为主要手段，通过职工的参与来促进全体劳动者健康水平的提升。

二、工作场所健康教育的主要内容

工作场所健康教育的内容一直在不断拓展中，不仅包括普及健康知识，提升健康技能，而且包括创设支持性环境，既要有客观的物质环境的提升，又需要有内部政策、制度，公平公正的社会氛围，以及人际支持等软环境的建设。从促进健康而言，既要预防法定职业病，控制传统的职业有害因素；又要以提高员工劳动生产率、提升工作满意度为宗旨，通过对各种疾病，尤其是慢性病的危险因素的干预，降低疾病风险，增进员工健康水平，最终实现用人单位劳动生产率的提升和职工健康水平的改善，完成可持续发展的目标。

总体而言，目前，工作场所健康教育的主要内容可概括为：①工作环境中职业有害因素的控制和个体防护技能的提升；②行为危险因素的控制，如吸烟、饮酒、超重、体力活动不足等；③工作相关因素的缓解，如工作压力与职业紧张等；④用人单位内部促进健康政策、制度与社会环境的建立。

三、工作场所健康教育的发展策略

（一）预防性体检

预防性体检简称体检或筛检，其核心是通过检查来早期发现疾病以起到预防作用。这些发现可为健康风险评估提供真实、可测量的指标，提升员工对特定疾病的知晓率，促使员工采取行动。

肿瘤筛查是工作场所提供的最常见的指标，仅美国每年就有 60 多万人死于各类癌症，即每天大约死亡 1 600 人。在美国，每年大约有 200 万新确诊的肿瘤患者。研究表明，采取行动减少危险因素可以预防 50% 的肿瘤，这突显了开展肿瘤筛查与健康教育的重要性。筛查时需要综合考虑年龄、性别风险和特定的暴露史，从而为员工提供相应肿瘤筛查项目。

（二）工作压力管理

健康风险评估和其他的压力评估工具可以用于量化员工的压力。健康风险评估将员工压力分为高、中、低 3 个水平，而其他的压力评估工具可以进一步推测出员工的工作压力来源。员工经受的压力的来源是工作、家庭还是社会交往？员工是否有适宜的应对技能？员工是否出现了相关的生理与心理症状？依据这些信息，有关压力和压力管理的项目就可以进行计划。

工作压力管理项目可以整合进任何健康促进项目中，这也是员工和管理者所迫切需要的干预。更为重要的是，处理压力的意义在于压力与多种疾病和更高的健康花费有关。有效的压力管理技能可改善个体应对压力的能力，提升他们的幸福感，减少与紧张相关的症状与体征。

（三）医疗保健要求管理

医疗保健要求管理的首要目标是通过增强员工对其自身健康的责任感，让员工来控制医疗保健的花费。这不同于常规健康促进项目。

更为特别的是，医疗保健要求管理干预支持，员工在健康全程的特定节点，如员工在面对疾病的症状、诊断和治疗时，努力做到：①减少非必要的卫生保健利用，②鼓励适宜的治疗决定，③剔除在寻求适宜医疗保健过程中的延迟，④减轻症状的不适程度。

（四）疾病管理

目前，70% 的医疗保健费用是由可预防的疾病花费的，因而对慢性病管理提供帮助，对节省医疗保健花费有巨大潜力。疾病管理的目标是预防疾病恶化和出现并发症，帮助人们维持生命质量。

第六章　新时代心理护理与健康教育的发展

社会的竞争归根到底是人的智力和体力的竞争。在我国社会、经济快速发展的今天，提高全民健康水平已经成为我国的一项重要国策。随着我国心理护理与健康教育的发展、护理范围的扩大，护理任务从疾病护理向促进健康、预防疾病、协助康复、减轻痛苦转变。国外的经验告诉我们，高质量的心理护理与健康教育的发展首先要有基本的理论支持，理论不但指导临床实践活动，而且是深化研究的基础。

第一节　新时代心理护理的发展策略

现代生活节奏的不断加快，对人们保持心理上的健全和情绪的平衡提出了更高的要求。因此，新时代心理护理得到了快速发展，心理护理的范围不再局限于医院，而是扩展到社区和家庭；心理护理的对象也由患者扩展到存在潜在影响健康的因素的健康人。护理心理学的理论不断得到充实和完善，心理护理的方法和技术也不断增多，其主要发展策略主要有以下几点。

一、移情作用与心理护理

移情以对象的审美特性同人的思想、感情相互契合为客观前提，以主观情感的外扩散、想象力和创造力为主观条件，是主体情感与客体的统一，是审美的认同、共鸣和美感的心理基础之一。移情作用是把自己的情感转移到外物身上，觉得外物也有同样的情感。

21世纪，随着社会的变迁与发展，急诊医学逐步发展成一门独立学科。因其就诊人群具有急、危、重的特点，对医护人群的要求也更全更强。急诊在哪个医院都是一线中的一线，但是因为起初的转诊和桥梁作用不被重视，多年来，在各综合医院，急诊仅仅是中转站。急诊医师仅仅是确诊分诊，严重挫伤了急诊医护工作者的专业积极性，阻碍了急诊医学护理学专科的发展。现在越来越多的医护工作者认识到急诊的先锋作用，急诊作为专科亦越来越被重视。

急诊就诊者往往有众多陪护者，少则 2～3 人，多则 8～10 人，甚至更多。急诊就诊者中的清醒患者的心理特点是焦躁恐惧，对外界的刺激相当敏感。急诊陪护的心理特点是恐惧、担忧、情绪高度紧张，濒临失控。在急诊接诊过程中，最初的接诊非常重要，因为时间紧迫，没有时间和空间去做沟通。语言这把沟通的利器，此时好比巷战时的枪支，略显多余和累赘。

当患者及其陪护进入视野时，医护人员要做的就是立即放下手头事务，迎上前询问，表示关注，要有或者显出有与患者及其陪护同样的急迫心情。当然，这种急迫是主动的、理性的、专业的，紧张迅速而不慌乱。当患者及其陪护感到被重视，认识到自己的求助得到回应，就会慢慢放松，归于理性。当患者及其陪护接受了医护行为后，就会移情于医护工作者，认为医护工作者会像自己一样，迫切急切地去治疗、充满爱心地去护理。这样患者及其陪护就会乐于合作、乐于沟通。移情作用由此发生、发展。移情的发生不需要过多的语言，到位的接诊和良好的就医环境就可促使移情在瞬间发生。

急诊护理工作中影响移情的要素主要有以下几点：①急诊抢救仪器设备性能完好，处于备用状态；②急诊人力资源的合理科学安排；③急诊工作者的专业素质也很重要，急诊医生、护士要有涉及各专科知识的综合判断能力；④急诊相对其他科室仪器多，急诊工作者必须要熟练掌握各种仪器的操作；⑤急诊工作者身体素质要好，要有承担高强度体力和脑力劳动的能力；⑥急诊医生、护士要有良好的心理素质，处变不惊，沉着冷静。

急诊虽然时间紧迫，空间有限，看似无时间做心理护理，看似心理护理不重要，但事实上，心理护理在急诊抢救治疗护理中起着保驾护航的作用，只不过急诊心理护理有它独特的一面。掌握急诊心理护理技巧是做好急诊抢救治疗护理的重要保证。

二、暗示疗法与心理护理

语言是人与人交际的工具，讲话是人们运用语言材料和语言规律来表达思想感情的交际活动。讲话具有教育性、科学性、通俗性的特点。和患者恰到好处的谈话，可起到正效应的治病作用；动作粗鲁、说话不当，则起到负效应的致病作用。掌握好语言暗示和行为暗示及其应用技巧在今天是很有必要的。

（一）语言暗示

1. 消极的语言暗示

护士在日常工作中，与患者接触频繁，有意无意的消极性语言可能会加重患者病情，有些医源性疾病就是受消极暗示产生的。如一位女性患者，下楼时不慎摔倒，自觉双下肢酸软无力，但仍可站立、行走，恰遇一位护士说："你的腿有些肿了，摔得不轻吧，还能行走吗"，患者听后感觉双腿摔得不轻，确信自己的韧带或神经有损伤，出现站立、行走障碍。这是受医护人员不良暗示和自我不良暗示而引起的，后经医生详细检查未发现神经系统损伤及骨折问题，结合药物及暗示治疗，患者恢复了双下肢站立、行走功能。

2. 积极的语言暗示

作为一名合格的护士，在做好临床基础护理工作的同时，应掌握积极的暗示性语言应用技巧，如早晨查房时，对患者说："你的气色真好，说明治疗很有效"，言语中给患者安慰和希望。

（二）行为暗示

1. 表情暗示

面带微笑、亲切的表情，可让患者感到安慰、温暖；冰冷的面孔则会让患者感到恐惧不安。如一位患者因害怕手术而躲避护士的治疗，此时一名护士用手将其拉住，令其接受治疗，患者因而更加恐惧而拒绝治疗；另一名护士却态度和蔼，对患者施以语言安慰，主动询问有何要求，引导患者说出了自己的想法，加之护士熟练的操作技术，消除了患者的恐惧心理，使其积极配合治疗。

2. 行为暗示

护士在患者面前的各种行为，对患者的心理及生理状态均有影响。如有一位患者需输液治疗，穿刺3次均未成功，护士有些急躁，取放用具时响声较大，使得患者不快，进而产生抵触心理；这时，另一名护士面带微笑，一边安慰患者，一边熟练地为患者做输液前的准备，同时很自信地对患者说："请放心，一针准成功"，患者看到该护士有条不紊的动作，增强了信心，顺利接受了治疗。

暗示疗法在心理护理中的重要作用，对提高护理质量有着十分重要的意义。常言道："三分治疗，七分护理。"在护理过程中，掌握好语言、行为暗示及其应用技巧确实很有必要。

三、特色语言与心理护理

语言是传递信息的符号，也是一门内涵丰富的艺术。人类社会将语言作为交流思想、表达感情和传递信息的工具。在护理领域中，正确规范的语言，是沟通护患关系的桥梁，能够影响疾病的康复和转归，能够明显提高护理质量，完善护士的职业形象，具有鲜明的社会、生物、心理医学特征。因此，研究护理语言特色显得尤其必要和迫切。心理护理能够减轻患者的紧张、焦虑、悲观、抑郁、孤独等情绪，调动患者与疾病做斗争的主观能动性，树立战胜疾病的信心。而语言是人与人之间交流信息的最好方式，是沟通思想、表达感情的无形工具。因此，护理人员在实际工作中，如何正确运用语言，充分发挥语言的作用，就显得尤为重要。

文明性。语言文明是医德规范行为准则之一，也是语言关系的基本内容。护士的服务对象是患病的人，患者的心理状态和健康的人明显不同，可能会因年龄大小、病情轻重和病程长短而异，这就要求护士努力学习专业知识、哲学及人文知识，不断提高自身的文化素养，一言一行都要讲文明。

礼貌性。护士在实施护理的过程中，自始至终都应注意语言的礼貌性；说话谦和有礼，能使护患关系和谐，增加理解，缩短感情的距离。

坦诚性。由于患者不完全了解医学知识，常对某一病症或某种症状产生神秘莫测的心理。护士则应针对各种疾病的病程、转归及预后等，综合判断，权衡轻重缓急，有限度地从医学角度，对患者据实相告，以期取得患者的合作，减轻患者的心理负担。

通达性。护士说话应通顺流畅，好让患者理解、接受。地域方言不同，可能会构成不同程度的语言障碍，护士应掌握工作环境的语言，针对不同的对象，采取不同的语言方法，要尽可能了解患者的文化水平、职业、生活经历等，做到遣词恰当、语言干练、通俗易懂。

疏导性。护士要根据患者的不同身心障碍和个性差异，进行情绪疏导和语言询问，使其移情易性。如对抑郁型患者可进行宽慰，避免涉及其精神创伤的话题；对高血压患者，不宜谈论可能引起其情绪激动的话题；对糖尿病患者，则可以应用医学科普知识对其予以必要的指导和解释。

机智性。在复杂的社会生活中，护士扮演着特殊的角色，其服务的对象是活生生的人，人都有思想、意志、感觉，有复杂的心理需求，护士应具有语言灵巧应变的能力，要根据患者不同的生理和心理特点，分别对待。

涵泳性。涵泳性语言应具有包容性。交流时语言要含蓄、庄重、留有余地，不浮躁、不浅陋，这是护士应具备的风度、气质和人格特点。

第二节　新时代的临床心理护理及干预方式

护士对患者的心理护理与心理干预是指护理人员采用护理的方法和技能对存在心理问题的患者进行心理护理和行为指导，当下主要的干预方式有心理支持、心理疏导、帮助患者提高认知、行为矫正等。心理护理与心理干预是建立在护理评估的基础上的。通过护理评估找出患者存在的护理问题，分析患者的情况，明确护理诊断，确定干预方式，制订护理干预方案并做出具体干预计划，确立评价效果的标准及方法。新时代的临床心理护理及干预方式主要有心理支持、心理疏导、提高认知、行为矫正、生物反馈训练及护患沟通。

一、心理支持

心理支持是心理护理中最常用、最基本的方法之一，它是建立在护士与患者相互沟通的基础上的。其必要条件是护士要与患者建立良好的、互相信任的治疗性人际关系。与此同时，护士对患者存在的心理问题要有较深入的了解和准确的评估。否则，护士无法介入患者的内心世界，难以实施有效的心理支持。

广义的心理支持是指所采用的各种心理治疗都能够在精神上给患者以不同形式和不同程度的支持。因此，心理支持的原理不受精神分析、行为理论、人本主义、认知理论等理论的约束，主要是运用心理治疗的一般原则，属于一般性的心理治疗的范畴，是心理护理中最基本、最常用的方法之一；而狭义的心理支持是指不伴随其他心理治疗，而是以提供支持为主要内容的心理治疗方法。狭义的心理支持一般由临床心理医师进行。

（一）引起心理问题的原因

由于心理支持主要是协助患者去适应所面临的应激和挫折，因此有关应激、挫折和适应的概念就构成了心理支持的理论基础。

1. 应激

人类经受和体验某种过度情境时所产生的一种生理—心理反应，又称为紧张状态。应激产生的原因可以是躯体的，也可以是心理的、社会的。应激与健康和疾病有着密切的关系。

2. 挫折

挫折是指人在从事有目的的活动时，遇到难以克服的障碍，其既定目标无法实现时所产生的消极情绪状态。挫折产生的原因既有外因也有内因，心理冲突也是挫折产生的原因。

3. 适应

适应是人体对环境变化所做出的反应，是为了增加生存机会而进行的身体和行为上的改变。面对应激和挫折，人体如何反应、如何适应会直接影响一个人的健康状况。

患者在生病或住院时，往往会出现心理和社会关系方面的变化，从而对个体产生或多或少的影响。当患者承受着巨大的心理压力时，会产生强烈的挫折感和应激反应，甚至导致个人价值观念的动摇、精神状态的崩溃。

（二）心理反应方式

面对压力，每个人的反应和应对方式是不同的。这是由于个体在成长发育过程中对外界事物逐渐形成了比较固定的反应模式，从而构成了相对稳定的人格特征。这些模式和特征使个体在各种环境和人际关系交往中，保持着动态的平衡，维持着个人生存的价值观。当疾病发生时，这种平衡关系就可能被破坏。但是，这些刺激对患者心理上所造成的伤害是因人而异的，更多地取决于个人对疾病的体验和对外界的刺激是怎样认识和评价的。例如，有些患者患病后对疾病缺乏认识，不了解疾病的发展、转归和可能造成的危害，盲目乐观，对治疗效果有过高的期待，认为只要进了医院吃了药，就能治好病，对治疗护理不重视，以致影响到治疗护理的时机和效果，等到面临的实际情况未能达到预期时，由于心理上根本没有准备，很容易从满怀希望转变为严重受挫，出现自我否定倾向，开始怀疑自己的信念与价值观念，有的患者甚至产生深深的自责心理，总在抱怨自己，后悔不已。

还有的患者因身患绝症，对生活失去了信心，尤其是患病后缺乏良好的家庭社会支持系统，使患者对自身继续存在的价值产生动摇，时常处于一种矛盾的心态，容易由此产生轻生的念头。而更多的患者则可能会由于疾病对生理功能的影响，产生心理困惑，或由此而引发失落感、自卑感及焦虑。此刻，患者最需要护理人员的关心和心理支持。患者在心理上处于困惑时期或情绪特别低落的时期，生理变化与心理变化并不一定成正比，有时，患者生理上并无更多的痛苦，但心理需求却十分强烈。护理人员要准确把握心理支持介入的时机，及时对患者开展心理护理。

（三）心理支持的介入方式

从介入的方式来看，心理支持主要分为直接心理支持和间接心理支持。

1. 直接心理支持

直接心理支持是护士在临床护理中经常采用的护理方法。护士通过使用积极的语言表达、动作表达、情绪感染，直接影响患者的内心世界，使患者内心产生一种积极获取健康的内在驱动力（也称动机），或者使那些心理处于极端矛盾和困惑的患者解脱痛苦，心态趋于平和。直接心理支持又分为语言支持与非语言支持。

（1）语言支持

美国心理学家奥斯古德等人认为：人的语言行为是受外界刺激产生的一种有组织的反应系统，而语言机制的内部组织是一种特殊的过滤系统，它收留和改变刺激或反应。南丁格尔曾经说过："护理是一项最精细的艺术。"那么，最能体现这种艺术性的就是语言的运用。曾经有一位女患者，双目失明、两耳失聪，因长期住院，亲属和患者对治疗失去了信心，患者多次设法自杀，都被别人阻止。患者情绪低落，自卑感很强，内心深感无助、绝望但又自我封闭，拒绝配合治疗，也不愿和别人交流，时常大哭大闹。护士在为她护理时发现了这些问题，认为患者此刻最需要的是心理支持。可是，这一位患者失明又失聪，与她的沟通有一定的困难，护士用患者能感觉到的动作表示对患者的关心和同情。护士坐在患者身边，亲切地拉着患者的手，用手指在患者手心反复写着：你和我们在一起，我们大家都很爱你，你的孩子和家庭需要你，你要坚持下去。患者渐渐平静下来，哽咽着说："我不好，我给你们添麻烦了。"护士的举动和语言给患者增添了生活的勇气，从此以后患者再也没有哭闹过，而是积极配合治疗。

（2）非语言支持

直接心理支持还可以运用非语言的支持方式，主要包括面部表情、目光接触、体态语言等方面。

面部表情。护士的面部表情是患者最早接受的来自护士的信息。当护士的表情亲切、充满了对患者的关切和同情时，患者在与护士的交往中感受到被关注和被重视。它一方面满足了患者的心理需要，另一方面，增强患者对护理人员的认同感和信任感，可以消除患者对医院的陌生感并缓解患者的紧张情绪。因此，护士保持良好的情绪和心态，在工作中始终保持和蔼可亲的态度，把微笑、温馨、友好、热情带给每一个患者，这既是职业素质的要求，也是职业道德的要求。

　　当然，在临床工作的护士，作为生活在大千世界之中的个人，在生活中也有自己的快乐与烦恼，有自己的忧愁与痛苦，这些都可能影响护士的心境。护士在进入病房时如果带着不良的情绪，就很有可能会影响到患者。患者看到护士不愉快的表情，就会担心起护士对自己的态度。如果护士在家里受了委屈，憋着一肚子气进入病房，绷着脸，一副拒人于千里之外的神情，干什么都不耐烦，患者就会格外小心，即使有问题也不愿意来找护士，更不要说希望护士能够给予自己心理支持了。虽然护士自己也需要心理支持，但是，护士的心理支持应该是从家庭、亲人、朋友和同事那里获取的，不能把病房作为宣泄个人不良情绪的场所。护士在进入病房时，就要自觉地完成角色的转变，要意识到自己在病房中所处的位置，自己是患者的保护者和帮助者，应帮助每个患者度过困境，给患者以安慰和心理支持。一个好护士在工作中不仅能够把握好自己的情绪，而且会调动患者的积极情绪，使患者主动配合治疗。曾经有一位患肝病的患者，夜间突然发生了上消化道出血，看到大口呕出的血，患者惊慌失措，不住地问护士："我会不会死"。夜班护士看到患者恐惧的情形，一边迅速地配合医生进行抢救，一边轻声安慰患者，患者看到医生护士认真的态度、熟练的专业技能、镇定自若的表情，尤其是护士那虽忙碌但很有信心的神态，心理上得到了极大的支持，情绪才渐渐地稳定下来。

　　目光接触。目光接触也是非语言的心理支持方法之一。护士通过与患者的目光接触，给患者以安慰和鼓励。护士在与患者交流沟通时，眼睛要注视着患者，这不仅能观察到患者的反应，同时也是与患者的目光交流。目光接触在各种场合都存在，它并不仅仅伴随在语言沟通过程中。例如，护士走进病房时，有时不能使用语言与患者打招呼，就要用目光和表情与每个患者招呼致意，以表示对每个患者的尊重。护士切不可进入病房就像进入无人之地，径直走到患者床旁就开始进行护理操作，这将会使患者感到不被重视和被冷落，伤害患者自尊心。在使用目光给患者以支持时，护士要使目光专注，同时注意患者的反应，聆听患者的诉说，经常用表情或语言反馈，用目光给患者以鼓励。对那些自卑感强烈、行为退缩的患者，护士更要鼓励患者大胆表述自己的意愿，不管患者表述的观点是否正确，都要对患者的表述给予及时的肯定，支持患者逐渐从封闭的内心世界走出来，慢慢养成表达意愿的习惯；即使患者所表达的观点不正确或有理解上的错误，护士也要耐心地引导患者，切不可用否定和嘲笑的目光看着患者，否则，患者将会更加自卑，把自己的内心世界封闭起来，不再与医护人员沟通。

　　体态语言。体态语言运用得当也可以起到心理支持的作用。护士的体态语言包括手势、静态体态和运动体态等，护士的形体姿态应给人以热情饱满、充满活力的健康印象。护士在运用手势时要注意患者的文化背景、社会习俗和生活习惯，手势只是辅助语言的一种交流方式，在没有语言交流障碍的情况下，手势一般较少单独使用。

触摸是体态语言表达的一部分。触摸是一种积极有效的护患交流方式，也是心理支持的有效方式之一。触摸是人们在交流沟通时的一种社会行为，也是人们的一种心理需要。触摸可以使被触摸者感受到来自别人的关怀和安慰，使患者产生安全感。对婴幼儿来说，护士的抚摸，可以满足他们的"皮肤饥饿"，促使婴幼儿正常生长发育。触摸也是护士在为患者做身体评估时的主要手段。护士在使用触摸技巧时要注意以下几点。

第一，根据患者的情况，分别采用不同的触摸方式。例如，当患者感到孤独和无助时，护士应轻轻地握住患者的手，对患者表示理解和支持；当患者沉浸在痛苦悲哀中时，护士应轻轻地抚摸或拍拍患者的肩膀，对患者表示关心。

第二，触摸动作要轻柔、适当。

第三，对处于监护状态下和隔离状态下的患者，护士更要注意使用触摸动作给予患者心理上的支持，消除患者因监护和隔离的环境改变所导致的自卑感。

2. 间接心理支持

间接心理支持是护士根据患者的情况需要，调动环境因素和患者的家庭、社会关系给患者提供帮助、鼓励和支持，使患者能够尽快地从心理困惑中解脱出来。

间接心理支持也是建立在护士对患者健康状况评估的基础上的。间接心理支持主要有以下方式。

（1）安排适宜环境

有的患者面临的问题与环境有着密切的关系。患者在陌生的环境中或陌生的人群中，因适应困难，很容易产生心理方面的问题，护士要注意患者对环境的反应，帮助患者尽快适应医院环境，建立起新的社会关系。例如，有的患者从未住过医院，进入医院后非常拘谨，看到穿白大衣的医生、护士就害怕；还有一些患者看到其他患者因病造成的痛苦模样或经历了其他患者的病重、死亡后，会产生强烈的心理震撼，尤其是性格内向的患者，常常会出现较多的心理问题。因此，护士在安排患者时，要注意选择适合患者的环境，首先使患者在心理上产生安全感，认同医院的社会环境。

（2）适应病房社会环境

患者在病房中的角色，已脱离了在正常生活中所承担的社会角色，护士要帮助患者适应新的患者角色，使其了解作为患者具有的权利与义务，并与病房内其他患者建立起友好互助的病友关系。在与护士的交往中，患者往往处于被动地位，患者有问题时并不一定都能主动求助于护士。但患者与患者之间就有所不同，患者之间所体会到的是一种平等关系，患者之间的相互交往、帮助，有时比医护人员和患者亲属的鼓励更有效果，因为患者有时会更相信与自己情况相似的病友的亲身经历。

（3）来自家庭、社会的支持

护士要善于调动患者的家庭成员及其社会关系中的各类成员给予患者充分的关注和理解。护士要告诉家属患者的病情和相关治疗计划，以及疾病的预后，取得患者家庭成员和亲属的配合，使家庭成员或亲戚朋友能主动做好患者的工作，减轻患者的心理压力。在运用间接心理支持时，护士要注意劝导家属尊重患者的自理愿望，防止由于对患者的过分关注，而强化患者的依赖心理，失去了间接心理支持的意义。

（四）心理支持的注意事项

心理支持是心理护理的基本方法，也是一种基本的心理治疗。护士运用心理支持时，应注意以下事项。

第一，在采用心理支持护理方法之前，护士要与患者建立良好的护患关系，取得患者的信任。在不了解患者的情况下，护士不能随便告诉患者某些结论性的话语，以免引起患者的误解，使其失去对护士的信任。

第二，护士的心理支持方法要针对患者的具体心理问题，尤其要注意针对患者的个性心理特征，帮助患者建立自信，摆脱心理困惑，帮助患者分析、认识和了解自我。

第三，在患者拒绝与护士沟通时，宜采用间接的心理支持方式，由患者的亲属和家人给患者以摆脱心理困惑的勇气。

二、心理疏导

心理疏导是医护人员在与患者沟通的过程中对患者的不良心理状态进行疏通引导，以促进患者心理健康的过程。心理疏导的基本工具是语言，因此有人把它称为语言治疗。疏导就是有目的地将患者的心理问题和压力，通过医护人员的分析和引导，逐步解决和消除，使患者从不愿意合作到愿意合作，从不愿意接受治疗到主动迫切要求治疗，从情绪消极到情绪积极，从逃避现实到面对现实，从不良心理状态到健康心理状态的转化过程。其目的就是让患者将认识与行为相结合，调动患者主观能动性，主动地促进心理转化。疏导始终着眼于心理与躯体、机体与环境、生理与病理、整体与局部之间的相互作用。

心理疏导是指护士通过对患者个性、意志、情绪、认识的了解，主动制定护理方案，帮助患者分析、认识自己的心理压力，使患者能够自己解决问题。护士在了解患者心理问题的基础上，综合分析患者的心理问题，采取有针对性的措施，帮助患者改变自己，解决自己的心理问题，使患者能够正确地面对现实。

心理疏导不同于心理支持，心理支持具有广泛性，而心理疏导更具有针对性。护士在对患者进行心理疏导时，同样要与患者建立良好的治疗关系。护士在采取心理疏导时，不能仅强调自己的社会标准和观念，而是要站在患者的立场上，深入患者的内心世界，体察患者的情绪，了解患者的思想，归纳出患者的问题。护士要在了解患者的感受之后，再把自己的意向传达给患者。另外通过与患者的谈话，患者会感到护士对自己很关心、很了解，产生心理上的满足感。

心理疏导的过程，是护士不断地帮助患者、指导患者学习有效的应对技巧，把自己从经历的痛苦中解脱出来的过程。人在遭遇压力的时候，经常用不易觉察的方式来改变自己的行为模式和应对方法，努力地适应环境，这个过程往往会使人紧张、烦恼和愤怒。适应的过程是动力相互作用的过程，在适应的同时，人们增强了能力。但是，由于压力过大，患者容易产生心理危机，感觉自己很无助、失败，这些压力往往来自疾病和环境。在这些压力被感知后，患者会根据自己的人格特征、学习经验和当时的健康状况，对信息做出评价。心理疏导的意义在于调动患者自己的积极性去解决自己的问题，因此要做到以下几点。

（一）使患者了解自己的处境

护士应使患者了解自己的处境、所承受的压力以及内心的需求，分析自己产生紧张的原因是否与自己的期望值过高有关，提醒患者认识自己，接受自己的想法，适应客观的要求，把自己的期望值调整到和自己能力相适当的程度，不要回避矛盾，而是针对确实存在的问题寻求合理的解决方式。例如，有的患者患病后，希望三五天就能把病治好，认为自己还有能力承担家庭和社会的责任，不愿转变自己的角色，因此产生了很大的心理压力。护士要说服患者，暂时放弃家庭、社会责任，要勇敢地去接受患者这一角色。

（二）帮助患者了解自己的应对能力

患者生病以后，往往对自己的能力有过高或过低的估计，估计过高时则会给自己造成更大的精神压力；而估计过低时，又常常使患者产生悲观失望的情绪。因此，护士需要帮助患者学习正确地评价自己的能力和所承担的压力。护士要提示患者目前的处境使其了解自己的健康状况，根据自己的健康状况做出适合自己客观情况的选择。

（三）选择适当的宣泄途径

人所能够承受的精神压力是有限的。过高的压力不仅会导致人的情绪、行为的改变，严重时还可导致人格解体和精神崩溃。那么，患者在承受巨大的精神压力时，护士就应帮助患者选择适当的宣泄途径。因为适当地宣泄是疏导患者心理压力的一个有效方法，所以护士在发现患者精神压力过大时，应及时鼓励患者宣泄自己的精神压力。例如，当一个患者发现自己的病不可能治愈时，常会产生极度的愤怒和悲伤等情绪，感到世界对他不公平，有的患者会大哭大闹，有的患者会仇视一切美好的事物。当患者大哭大闹、哭泣不止时，护士不应当马上去制止，而是应该陪伴在旁边，安慰患者，如果患者没有出现其他意外，应该让其宣泄心理上的愤怒情绪。当患者对任何事物都有抵触情绪时，护士应当帮助患者了解这种情绪对自己是可能造成伤害的，并指导患者来消除这种对自己有害的情绪，要促使患者认识到这些心理压力会对自己的健康造成哪些损害，逐渐分析这种情绪产生的原因和指向，通过认识疾病的客观规律，逐步地消除自己的不良情绪。

（四）培养稳定的情绪

护士在患者承受很大的精神压力的时候，除了要指导患者宣泄情绪外，还要帮助患者分析影响自己疾病好转的一些主观因素，鼓励患者自己主动想办法避免那些不利因素，调动主观能动性，使消极因素转化为积极因素。当患者明白自己的问题必须自己解决，尤其是心理上的困惑，其他人只能帮你指出问题、分析问题，最后解决问题还在于自己时，就可冷静下来，积极思索。由此可见，培养患者稳定的情绪也是心理疏导的结果。

三、提高认知

认知是心理学上的专用名词，是指个体在某一特定的时刻对一件事情或对某一对象的认识与看法，即人是如何思考和如何感受事物的。认知是人的意志、动机和行为相互作用的心理功能与状态。从理论上讲，认知疗法是从现象心理学发展来的。该理论认为个体对自己和对四周现象所持有的看法，是该个体所采取和所表现的行为的基本根据。认知是行为和情感的中介，人的想法和情绪都与这个人的认知有关。有时人们有一种误解，以为不良情绪是由外界刺激而引起的，而认知理论则认为，真正的原因在于人们对外界的刺激和信息的看法、理解和评价，因为用什么方式思考，他就会出现什么样的感觉，体验什么样的情绪。而不良情绪是由于认知的曲解而引发的，情绪障碍和负性认知互相影响、互相加强，所以，打破这种恶性循环就成为认知疗法的关键。护士通过帮助患者改变因认知偏差而产生的痛苦情绪，重新认知、评价这些问题，改善心理状态及情绪。

（一）认知的过程

认知疗法是近年来新发展的心理治疗方法。其主要着眼点是患者非功能性的认识问题，企图通过患者对自己、对其他人或其他事的看法和态度的改变来改善患者的心理问题。认知主要分为两步：第一步，使患者识别和改变自己的负性情绪和想法，打断负性认知和情绪障碍间的恶性循环，促进情绪和社会行为的改善；第二步，进一步识别和改变患者潜在的功能失调假设，从而减少情绪障碍复发的危险。

在进行认知治疗时，患者首先要把自己对个人和事物的看法说出来，护士不对患者的看法给予评价，而是引导患者从客观的角度自己进行评价。例如，一个患者患病后终日卧床，认为自己是个废人，认为自己的病给家人造成很大的负担，但又认为自己没有能力来改变自己的现状。其实患者并不是没有活动能力，而是错误的认识使之没有活动的愿望，护士发现患者的问题后，把患者所患的疾病、手术情况和恢复阶段需要患者自己怎样配合，逐项逐条地告诉患者，并告诉患者如果能够配合护士进行生活自理康复训练，一定能够取得好的治疗效果，并最终达到生活能够自理的目的。因此，在进行认知治疗时，护士应着重帮助患者建立自己的新的观念、新的认识，鼓励患者以批判的态度来检讨个人的基本价值观念，正视一切客观存在的问题，学习客观地分析和思考问题。

（二）帮助患者提高认知能力

护士帮助患者的侧重点不同于专业心理医生，护士在协助心理医生进行治疗或辅导患者时有以下几个阶段。

1. 第一阶段

护士应首先向患者说明，一个人对任何事物的看法都会影响到自己的心情和行为，而这些看法却有可能是不够客观或者是扭曲的；如果患者能够客观地看待人和事情并客观地评价自己，就可以重新建立起信心。

2. 第二阶段

护士应帮助患者厘清自己的思路，找出自己的问题，与患者一起讨论对这些问题的看法；并界定这些看法和态度与现实是否有差距，在认识上有哪些偏离，使患者自己能够意识到这个偏离的差距，接受客观现实。

3. 第三阶段

护士应该帮助患者改变自己的想法，以较客观合理的认识和信念来取代不合理的信念和态度，经常督促患者练习用新的观念来看待事物。只有在思想上、价值取向上有了基本的改变，患者才可能产生改变自己的态度和行动。

在帮助患者进行认知的时候，护士指导患者进行科学化和逻辑化的思考与分析是很重要的。一般来说，护士要预先制订一个讨论的方案，根据患者的情况列出患者可能提出的问题，将自己如何说服别人的方案和理论依据也逐条列出。在讨论时，护士应该平等地对待患者，不能以教训的口吻与患者谈话。护士还应帮助患者制订一个计划，通过经常性练习逐步改变患者的态度和行为。

护士在帮助患者进行认知时，一般仅就患者自己诉说的心理困惑和不良情绪所导致的行为表现进行讨论，不要去追问患者的思绪来源和潜意识，也不要去分析其思想根源，只需协助患者改变自己所描述的观念、想法和信念就可以了。

四、行为矫正

行为矫正是心理治疗的一种方法，护士在帮助患者进行行为训练时，是按照心理医师的要求进行的。行为矫正是行为治疗的一种基本方式，它来源于心理学的学习理论，它的基本假设是正如正常的行为是个体经过学习过程所获得的一样，个体的不正常行为也是通过学习形成的。行为矫正的过程就是消除不良行为和建立适应新的行为的过程。因此，行为矫正的基本态度是认为患者的行为不管是功能性的、非功能性的，还是正常的或病态的，都是可以经过学习而获得，而且也是可以经过学习而更改、增加或者消除的。

（一）行为矫正的基本方法

1. 强化

强化是获得新的反应或者增强原先存在的反应的过程。实践证明，刺激与反应连接增强和奖励有关。言语、想象和观念也能由于外部奖励的促进形成条件反射。

2. 消退

所谓消退法，指的是通过撤销促使某些不良行为强化的因素，从而减少这些行为发生的矫正方法。

3. 示范

示范是学习的一种方式，由护士向患者展示在一种特殊环境中应该如何做。通过观察学习，患者也学会了在类似环境中以同样的方式行事。

4. 塑造

塑造是指通过强化、消退及示范等方法，使个体的行为向预期的方向发展，这个过程称为行为的塑造。

行为矫正虽然强调通过反复训练来改变患者的行为，但护士在训练过程中不可忽视患者的认知因素，因为人们对周围世界的事物和情景如何感知、如何评价决定着人们的行为。在这种意义上，认知在行为矫正中具有重要的作用。

护士在帮助患者进行行为训练时，要与患者一起研究制订训练计划，明确训练目标，认定哪些是可以强化的行为，哪些是应该减弱的行为，并约定奖励和惩罚的办法。所以，护士应该在每次训练之后对患者的行为给予评价。

（二）行为矫正的主要治疗方法

1. 系统脱敏法

系统脱敏又分为现实中的系统脱敏和想象中的系统脱敏。

2. 满灌法

满灌法又可分为在现实中的满灌法和在想象中的满灌法。

3. 模仿训练

模仿训练是指护士与患者共同选择一种行为模型，由患者来模仿这种行为并共同进行评估。

4. 自表训练（坦率训练）

自表训练是指护士指导患者学习逐步开诚布公地表达自己的情感，说出自己的感受。它的依据是，患者的情感如果不能表达出来，便会引起躯体的一系列症状和情绪反应。

5. 操作学习

操作学习的过程主要是由反应到结果，由结果控制反应，最后形成非自主性的行为模式。

6. 松弛训练

松弛训练是心理学行为矫正中最常用的一种方法。放松具有良好的抗应激效果，放松状态可通过神经、内分泌及自主神经系统功能的调节影响机体的许多功能，从而影响疾病的转归，具有较好的治疗作用。

第三节　新时代健康教育的发展策略

近几年来，健康教育在传播健康知识、倡导健康文明生活方式、提高群众健康意识等方面发挥了重要作用。但是，与健康教育相关的各项举措至今并未满足解决诸多重要健康问题，特别是重大疾病防控问题的实际需求。因此，为健康教育立法，强化健康教育，对实现"将健康融入所有政策"的目标、有效解决重大健康问题具有重要意义。

一、为健康教育立法

只有为健康教育立法，才能让相关部门、社会各界和全体民众对健康教育予以高度重视并明确各自的权利、义务和责任，也给相关不作为、慢作为、乱作为等问题的处理提供法律依据，从而加强健康教育的广度、深度、力度，确保其科学性、规范性、及时性、持续性，对健康问题予以科学、高效的干预和解决。

（一）与相关法律衔接形成合力

目前，我国与健康教育有关的法律有 10 多部，这些法律根据立法目的的不同，指明了相关健康教育应涉及的专题内容。然而，这些法律的执行，在许多地方缺少强有力的健康教育组织领导系统、技术指导系统、多部门合作系统，容易出现头痛医头、脚痛医脚和零打碎敲、临渴掘井等问题，难以获得好效果。要解决这一问题，迫切需要出台健康教育法。

健康教育法既可成为卫生或健康教育领域的专业性法律，又可成为对相关法律有支撑作用的配套性法律。健康教育法可明确健康教育的基本原则、基本内容、主要任务、工作网络、社会合作、保障措施和法律责任等，实现与相关法律在健康教育方面所做规定的协同和衔接，共同产生更大的效力。

（二）推进健康教育专业体系建设

健康教育专业工作者虽然只是卫生技术人员的一部分，但在疾病防控、健康维护中能起到四两拨千斤的作用。而现实情况是，健康教育专业工作者所属的专业机构、体系的建设与发展至今仍未得到应有的重视。总体来说，其仍基本处于停滞不前的状态，不少地方的专业力量还有所削弱。从这点来看，出台健康教育法十分必要。健康教育法可对完善健康教育网络建设，对各级健康教育专业机构的设置和管理体制、运行机制及其人员配备、人员培养、工作条件、工作职责、权利义务和经费保障等做出相应的规定。

二、突出健康教育"五性"

健康教育工作要优质高效、可持续地发展下去，就必须突出主动性、敏捷性、多艺性、严谨性和创新性。

（一）主动性

突出健康教育工作的主动性，才能自觉和有计划地了解、发现各种相关的健康问题，自觉和有计划地针对健康问题，尤其是重要的健康问题提出解决问题的健康教育行动目标、策略、方法和措施，同时切实付诸行动。

健康教育工作的主动性应有条不紊地体现在各方面：在技术咨询与政策建议方面，应主动地为卫生行政部门提供相关的研究成果和建议；在总结与推广适宜技术方面，应主动地开展健康教育相关技术的研究，主动地搞好相关单位的健康教育合作，主动地总结推广辖区内的健康教育成功经验，主动地开展健康教育的需求调查及相关的健康教育活动，主动地运用大众媒体等阵地开展多种形式的健康传播活动，主动地做好传播材料的设计、制作和使用；在信息管理与发布方面，应主动地对健康相关信息进行收集、整理、分析、加工，将健康教育的核心信息及时提供给媒体并向公众发布，主动地监视社会上对公众有误导作用的健康相关信息，并及时对公众做正确的引导；在监测与评估方面，应主动地评估相关机构、人员的能力和可利用资源，主动地查找辖区内主要的健康问题及影响因素，主动地提出健康教育干预策略，主动地进行健康教育的效果评估。

（二）敏捷性

健康教育工作的敏捷性，是指用迅速而灵敏的思维和行动来进行健康教育的各项活动。健康教育工作之所以要敏捷，是因为健康教育工作的对象包括全体民众，范围涉及生老病死，内容十分全面，事项极为繁杂，尤其是它要应对许多人命关天之急。如传染病暴发流行时、重大中毒事件发生时、重大伤害事件突发时，以及重大疾病防治出现严峻形势时，健康教育工作者更需要有敏捷的思维和行动，及时做出妥善的应急处置和更加合理、更有力度的工作安排。医疗机构每天对各种患者的诊疗所进行的各种健康教育工作，也需对其敏捷性提出较高要求，特别是在医患关系相对较为紧张的情况下更应如此。

为增强健康教育工作的敏捷性，相关部门和单位必须加强相关内容的组织学习和培训；相关人员则应根据自身的专业基础和岗位职责，采取学以致用和学用相长的方法加强学习和实践，不断学习新知识，增长新本领。这方面的学习要力求学得精、学得杂、学得广。从事临床工作的医务人员为在医患沟通中敏捷高效地做好健康教育，也应学习包括语言艺术在内的健康教育的相关知识和技能。

（三）多艺性

当今，众多媒体虽把健康传播作为重点内容之一，但健康传播的多艺性还很欠缺。各地健康教育活动因相关作品创作的贫乏，也少能发挥文艺的作用，为此要充分运用写、画、唱、演等形式，并力求写得生动活泼、通俗易懂、语言精练，让健康传播深入人心；画得色彩、布局、情调都很合适，并巧妙地把健康相关信息与可视形象相融合；唱得健康、科学、欢快，唱出生命的凯歌；演得轻松、愉悦、趣味盎然，寓健康知识于幽默、诙谐之中，使多种文艺成为健康教育信息传播的最好助手，使健康教育传播园地更加充满生机。

（四）严谨性

当前与健康教育相关的信息传播中存在着不少科学性问题。如某些图书报刊中存在的关于食物相克的诸多以讹传讹的内容，关于慢性病治疗的各种不合乎科学实际的宣传，等等。健康教育工作者须对此予以高度重视。为此，增强健康教育工作的严谨性，讲求工作的严密细致，十分有必要。

（五）创新性

健康教育的各项工作要发展，都离不开创新。

大众的健康问题、物质生活水平和文化水平等的新变化给健康教育工作带来的新要求，是健康教育工作创新的新动力。健康教育工作要进一步开拓创新精神，提高创新能力。

健康教育工作的创新，不仅要有工作内容、方法、手段、途径的创新，更要有体制机制、政策措施、管理办法及理论探索的创新。健康教育工作的创新，要加强领导，规范管理；要营造人尽其才、才尽其用的创新环境；要脚踏实地、大胆尝试、大胆探索、大胆实践；要坚持不懈，不断有所发现、有所突破、有所前进。

三、为健康教育夯实地基

健康素养的缺乏、疾病的危害及其造成的经济负担，是医改所需要面对的尤为重要的民生问题。毫无疑问，强化健康教育，夯实其地基，是解决这方面问题的关键性措施。

（一）制定配套政策

原卫生部于 2010 年制定的《全国健康教育专业机构工作规范》（以下简称《规范》）提出，"国家、省、地市、县级均设健康教育机构"，并对健康教育专业机构人员配备做出规定，但由于当时尚未提出适应健康教育体系建设所必需的专业机构规格、编制的意见或标准，《规范》的执行受到很大的限制，建议持续推进这项工作，相关部门通过适当调整编制，根据健康教育实际需求加大而专业机构明显弱小的现状，尽快提出具体意见或标准，力求做到专业机构规格有所提升、编制明显增加。有条件的省市区可争取制定与疾病预防控制中心、妇幼保健机构规格相当，规模比原先显著扩大的健康教育专业机构的编制标准。此外，为保证《规范》提出的相关医疗卫生机构健康教育的科室设置、人员配备、职责与工作内容等规定的落实，适应当前医改和健康教育工作的实际，需要制定在公立医院、基层医疗卫生机构改革中落实好这些规定的政策和措施。

为理顺健康教育管理体制，加强健康教育机构自上而下的业务指导，还需要制定、改进或创新健康教育管理体制的政策，并把制定这一政策作为当务之急。

（二）建立培训基地

应努力建设一批适应《规范》要求的高质量的健康教育培训基地，面向各级健康教育人员，以提高专业技术水平和创新能力为核心，以专业机构人员为重点，分层分类开展大规模的人员培训。国家一级需要建立和办好以培养师资和创新型人才为重点的培训基地。省、自治区、直辖市一级，可力求建立和办好能每年为各地培训出具有一定水准的健康教育骨干的培训基地。无论是国家一级还是省级培训基地，都应力求具备高质量和可持续的培训能力，其主要的培训工作不应是临时性或零敲碎打式的。培训对象既可来自健康教育专业机构，也可来自其他医疗卫生机构。为此，要专门制定好健康教育培训基地的建设规划、组织培训的具体办法、因材施教的培训内容和培训质量的评估指标等。培训可采取理论教育、知识教育、职业精神教育和实践锻炼"四位一体"的方法，可与各地大规模的健康教育专业技术人员知识更新的继续教育相结合。此外，培训基地可与相关部门、单位协作，将相关培训内容纳入住院医师规范化培训、全科医师培训和优质护理培训的重点内容。

要充分发挥医学院校及其他相关院校在健康教育人才培养中的基础性作用，根据实际需求，在相关院校中增设健康教育或与健康教育密切相关的专业，扩大健康教育专业人才的培养规模，并注重提高人才培养质量，注重培养创新型和"一专多能"的应用型人才。

（三）加大政府投入

有研究显示，70%的慢性病可以通过包括健康教育与健康促进在内的预防工作来控制。虽然，健康教育与健康促进成本低、收益大，有许多工作也可不增加专门经费，但从健康教育专业人员配备、能力建设、设施建设、设备配置、材料制作、活动用品用房用工等的需求看，各级政府十分有必要大幅度增加对健康教育的投入。

四、特别加强医院健康教育

有报道称，全国每年发生的医疗纠纷平均约13万件。另有报道称，一项对北京12家大医院医疗运营情况的调查显示，在医疗纠纷起因排列顺序中，医患沟通不畅排在首位，占50.56%。还有报道称，80%～90%的医疗纠纷源于医患沟通不到位。这些报道表明，医疗纠纷广泛存在，医患沟通不畅、不到位是其重要因素。那么，事关医疗服务质量和医疗纠纷问题的医患沟通怎样才能到位，才能搞好？笔者认为，加强医院健康教育是关键。

医院健康教育进行与否和进行得如何，与医患沟通是否到位密切相关。有报道说，很多医患沟通不畅的案例是患者对诊疗规律和医学知识了解不足造成的。例如，一位医师准备为患者进行手术，拿出事先准备好的术前告知书，在几个术语前打了钩，同时又写了些其他内容，然后向患者及亲属读了一遍，让他们签上字。术后，因患者发生肠粘连而产生了纠纷。医师强调，这是手术并发症，术前已进行了告知。患者回答，你只是对我们简单地读了一遍，又不做任何解释，我们怎么能理解？再如，有医生准备为患者检查，叫来患者交代说，你的情况必须进行 CT 增强扫描，请你赶紧签个字。然后医生将告知单一放，又忙别的事情去了。谁知患者在检查过程中发生了过敏反应，经及时抢救才脱离了生命危险。患者埋怨医师为什么事先不说清楚，早知这样就不做了。医院耗费了大量人力和物力，才平息了这场纷争。

医院健康教育针对患者入院、病情和检查治疗，讲解相关知识和要求，既可为患者解疑释惑，又可在一定程度上取得患者对医院相关规定的理解与遵守和对各项检查治疗的理解与配合，使医患沟通达到较好的质量和效果。否则，可能出现不良的后果。如某医院夜班护士曾在早晨因为患者床单不整洁等问题与患者发生争执，其主要原因就是护理人员缺乏主动沟通意识，没有就为什么要保持整洁等问题向患者耐心解释。又如某医院骨科对住院的部分椎间盘突出症患者进行持续牵引治疗，由于属于非手术治疗，医生对此没有足够重视，只对牵引做法进行了简单介绍，未对治疗机理和疗效等相关因素进行充分的解释，对牵引时的具体操作也很少干预，基本让患者自控。结果，有的患者就因牵引力度、时间掌握不好或症状稍有改善就麻痹大意去做不适当的运动而达不到预期的疗效。

医院加强健康教育，就要求医务人员把健康教育贯穿于医疗保健服务的各个环节中，利用各种机会，采用各种形式，富有针对性和深入浅出地向患者及其家属进行健康教育，满足他们对疾病防治知识的渴求。医务人员应重视与患者及其家属的相互沟通，力求做到用心地倾听诉说和提问，细心地问诊和查体，耐心地解释病情的发生、发展和转归，热心地讲解相关的知识。医院加强健康教育，有助于医务人员在与患者沟通过程中增强服务意识和健康教育能力，密切医患关系，提高患者对医院医德医风的满意度，从而也使医务人员提高了主动、有效搞好医患沟通的积极性。

医院加强健康教育，可更好地指导患者学习、掌握相关疾病的防治知识，在接受药物等治疗的同时，采取合理饮食、适量运动、戒烟限酒、心理平衡等非药物治疗手段，从而获得更好的疗效。尤其是对付非传染性慢性病，加强健康教育是切实有效的治疗干预措施。而在对付传染性疾病方面，加强健康教育不仅有助于治疗，更有助于防控。一位经常参与健康教育工作的医生深有感触地说："接受过健康教育的患者就是不一样，他们提的问题很有水平，和这样的患者交流，你想不认真都不行。"

五、加大医保对健康教育的支持力度

医保工作需把健康教育服务作为重要内容，可做以下尝试。

（一）结合医保工作开展健康教育，有明确要求和实际举措

在政策制定、经费安排等方面，把为参保者提供高质量的健康教育服务作为重要项目。医保经办机构需与相关医疗机构建立健康教育协作机制。

（二）协同组织相关培训

当前，许多地方就医需求加大，盲目选择大医院的就医者甚多，基层医疗机构服务能力尚弱，医保参保者转外就医增多，医保基金压力加大，患者经济负担重。在这种情况下，医保管理部门和定点医疗机构除了制定和实施好分级诊疗等政策外，应更加致力于提高医疗机构的服务能力，提升广大医务人员从医保实际出发为患者提供健康教育服务的能力。通过相关培训，让医务人员都能身体力行，把健康教育充分运用于与患者的沟通之中。

（三）在医保定点医疗机构设立医保宣传与健康咨询室

选配具有相关素质的专职人员，制定相关工作职责，既要为上门求询者提供合情合理的相关服务，还需与相关人员加强沟通。

（四）充分利用给参保者安排的体检时机

目前不少地方医保管理部门给参保者安排了一年一度的体检，相关体检场所可适当多设一些专栏、壁报等，介绍医保管理政策、疾病防控知识以及健康基本知识。体检工作人员需学会在诊察中与受检者沟通，随时给受检者提供一些相关的知识和注意事项。

（五）制定奖励制度和办法

为保证医保基金的安全和医疗质量，在听取医务人员意见建议、制定或完善医保目录等的同时，可制定奖励医务人员在某些诊疗环节中不折不扣地进行

包含健康教育内容的医患沟通的制度。如有的医院采取"请患者家属全程参加术前讨论"的服务，把相关术前告知和健康教育有效融入其中。

六、促进健康产业发展

（一）加强规划引导，促进产业结构调整

先进地区的健康产业发展经验表明，政府的科学规划和引导对于推动健康产业的快速发展有着重要作用，应加强健康产业的顶层设计和统筹推进，把发展健康产业作为促进经济转型发展、培育经济新增长点的重要抓手。

1. 加强健康产业全链条规划

强化政府在制度建设、产业规划和政策制定等方面的优势作用，加强涵盖医、药、食、养全产业链的专业发展规划。改善健康产业的产业结构，提升创新药物、高端医疗器械等健康制造业的科技创新能力，在民营医院、健康管理、智慧医疗等方面加强需求侧激励政策设计与引导，增加健康产品和服务等的有效供给，扩大健康产业资金扶持的范围，打造全产业链条的有机衔接，为健康产业的未来制定清晰可靠的发展路线图。此外，应引导各区结合自身特点，建设各具特色的健康产业区，形成以核心园区为龙头、各区为枢纽、市级为支撑的三级健康产业发展体系，构建多层次、各具特色、上下协同的健康产业发展模式。

2. 建立全生命周期健康战略体系

政府应树立"大健康"理念，加快从"治已病"到"防未病"的转变，强化自我保健和疾病预防的能力。创新服务模式，鼓励各级各类机构针对不同生命周期阶段特点开展融预防、治疗、康复、健康促进于一体的服务模式，包括借助信息化手段建立慢性病与营养监测系统和标准化健康档案；大力扶持特殊膳食食品、特殊医学用途配方食品等特殊食品的研发和生产；把优质的营养保健、预防医学、康复理疗、中医养生保健、运动健身等项目纳入医疗保险保障体系；倡导健康管理在重大疾病治疗、疾病康复中的重要作用等，从而构建完善的疾病预防体系和全周期的健康管理体系，满足人们多样化的健康和营养需求，促进健康产业全面、持续发展。

3. 加快推动多元化医疗体系建设

应通过政府引导、加大财政投入等方式，不断完善医疗保障体系，加快公立医院改革的步伐，完善基层医疗卫生服务体系，积极引入社会资本参与医疗

市场建设，形成多元化的医疗保障体系。探索公立医院对外合作模式，有序引进国内外知名专科医院的先进技术和医院管理经验，积极打造国际一流的平台式医疗服务体系；合理配置基层医疗卫生资源，通过提高基层设备配置、促进检测资源共享、开展互联网医疗保健等资源调整，提高社康中心的单体规模和服务能力，发挥基层医疗服务效益；积极推动社会资本进入医疗服务领域，鼓励发展高起点、高层次、高质量的社会办医机构，大力发展专业化的第三方医学检验中心、卫生检测中心、影像中心、病理中心、预防中心、康复中心等，在建房用地、人才引进、公共卫生服务方面给予政策支持，推进和实现社会办医机构与公立医院享受同等待遇。

（二）鼓励科技创新，强化业态融合

健康产业是一个新兴产业，未来仍有巨大的发展潜力和空间。发展健康产业既要考虑原有产业基础，也要积极应对创新发展、转型升级的需求，通过科技引领、模式创新、产业融合等方式，提升健康产业创新能力和科技产业优化升级，促进健康产业快速发展。

1. 加强科技创新载体建设

应持续提升健康产业的源头创新能力，围绕解决健康产业技术共性问题开展具有重大引领作用的科技攻关。布局前瞻性的基础研究，在充分整合和利用现有科研基础设施的基础上，布局建设一批具有国际先进水平的重点实验室、工程实验室、工程（技术）研究中心、企业技术中心等创新载体，重点解决基因组学、微生物组学、脑科学、合成生物学、生物信息学等领域的重大科学问题，带动基础研究和技术科学的结合；布局应用转化研究，规划建设一批高水平新型研发机构，推动国内外健康产业科技创新资源汇聚，开展先进适用技术研究和科研攻关，重点加强精准医学、再生医学、重大慢性疾病、新药研发、公共健康等领域的应用转化，促进科研成果转变为经济社会发展的动力，加快提升健康产业发展原始创新能力。

2. 推进健康产业向高端发展

应瞄准生物医药、医疗器械等优势领域重点突破高端技术，打造国际领先的健康产业科技创新中心。结合现代药物开发新技术和制药新工艺，发展针对重大疾病的化学药、中药、生物技术药物新产品，重点开发新靶点抗体药物、重组蛋白药物和免疫细胞治疗制剂，提高原研药、首仿药、中药的创新能力，加快国产药品的国际化发展进程；利用新材料、信息技术等相关领域新技术，大力研发新型医疗器械，重点突破医学成像设备、康复器具、医用机器人、体外诊断设备和配套试剂等领域的核心技术，推广智能诊疗新模式，推动医疗器械行业向数字化、高端化发展；通过技术突破和模式创新，重点发展干细胞治疗、肿瘤免疫治疗、基因治疗等个体化治疗和第三方医学检测等新兴领域，引导企业向高端医疗服务领域拓展延伸。

3. 促进新技术与健康产业的融合

大数据、人工智能、"互联网+"等新技术为健康产业发展带来变革，不断衍生新业态。我们应依托其良好的电子制造业和信息产业基础，加速新技术与健康产业的融合，促进健康产业创新服务模式和组织业态：在研发环节，促进云计算、大数据和人工智能技术在医药研发中的应用；在生产流通环节，加大物联网、智能传感器的应用，提高医药流通的电子商务销量和应用水平；在医疗服务环节，推进智慧医疗、健康管理、养老照顾等领域的移动化、智能化、个性化，推出可定制的商业模式和服务模式。在持续提升现有产业优势的同时，加快新技术与健康产业的融合，催生新的健康产业链条，形成新的经济增长点。

4. 为健康产业传统领域注入新的活力

应加大对保健食品等健康产业传统领域的投入和扶持。首先，应加强对保健食品行业的监管与引导，重点推进精准营养的研发、生产和应用推广，推动保健食品产业的标准化与规范化发展；其次，应为保健食品行业发展提供更多的机遇与扶持政策，提供专项扶持资金，鼓励生物医药、中医药、新材料和海洋生物技术应用到保健食品行业，促进医药、健康、食品的融合发展；最后，应扶持本地优质品牌，针对本土优质品牌，在人员、税收、政策、土地等方面给予政策优惠，助力本地品牌做大做强，从而促进优质、新型营养保健食品的开发，达到国际认证体系的要求。

（三）优化产业环境，破解行业发展瓶颈

从健康产业的发展情况来看，城镇集聚了多种发展资源要素，具有资本、技术和创新等方面的优势，且在健康产业领域有一批品牌企业。然而，城镇的健康产业受专业服务支持不够、产业空间不足等制约因素影响。因此，应立足健康产业创新发展的实际需求，构建相对完善的健康产业创新环境，打造产业集群。

1. 加强公共技术服务平台建设

健康产业是一个多学科领域交叉、知识与技术密集、产业配套需求强烈的产业。因此，应加强产业集群公共技术服务平台建设，鼓励有条件的企业、机构或园区建设临床研究、中试、检验检测等公共技术服务平台，支持和鼓励健康产业园区完善公共基础设施和建设公共服务平台。同时，根据不同区域的独特优势，科学定位，打造具有不同特色的产业孵化平台，帮助初创企业解决项目落地前期场地需求，并对项目提供商务、信息、融资、国际合作等服务，构筑体系完整、功能完备的健康产业创新服务网络。

2. 积极引进和建立专业服务机构

在健康产业实际发展过程中，应当充分发挥政府部门的规划引导作用，积极推动药品和医疗器械上市许可持有人制度全面实施，设立财政专项资金扶持政策，重点培育一批高水平、国际化的专业技术外包公司，在药学研究、临床前安全性评价、临床研究、生产工艺开发、上市产品委托加工等细分领域提供专业服务，大幅提高生物医药和医疗器械产业发展效率，着力打造全链条的健康产业发展模式；同时，在产业聚集区域引进一批优质的相关资格认证、注册申报、新药评估、知识产权保护等专业服务机构，给予其房租补贴和财政奖励等，使其为健康产业向高端化、国际化发展提供专业技术支撑。

3. 充分发挥行业协会职能

行业协会是联系政府、企业的桥梁纽带，是加强和改善行业管理与市场治理的重要支撑。行业协会不仅要为企业、政府和社会服务，还要引领行业发展。目前，健康产业企业以中小微企业为主，行业协会的作用显得尤为重要。政府应大力扶持健康产业相关行业协会和社会组织，充分发挥行业协会专业资源、市场资源协调与配置的优势，开展健康产业及各细分领域行业调查、统计和行业信息发布工作，为产业发展提供重要的市场信息和解决方案；充分发挥行业协会公共服务和管理职能，做好健康产业行业信用建设，引导行业自律和规范，支持行业协会推进标准化建设，成为健康产业市场经济发展的新推力；支持行业协会充分利用专业、人才等资源优势，开展职业资格、职业技能、服务技能等培训工作，提高从业人员的素质，进而提升整个行业的专业服务水平。

4. 科学布局和优化产业空间

政府需要加强规划引导，科学布局和优化产业发展空间，加强健康产业空间分区规划指引，从全市角度统筹规划完善的健康产业空间载体，实现城市空间布局和功能结构优化；依托良好的资金和研发优势，积极建设医疗器械和生物医药的研发、孵化平台，并积极开展健康管理、养生保健、健康休闲等生命健康服务；依托国家生物产业基地等产业集聚区的引导优势和土地资源，推动医疗器械、生物医药产业化项目向产业集聚区集中，发挥集聚优势，实现集聚创新，并积极开展各区域内差异化发展，实现健康产业协调分工，优化资源供给；还应优化创新型产业用房配置，采取租金补贴或租金优惠等措施，重点扶持创新型健康产业中小企业。

（四）加强人才保障，创新人才培养机制

健康产业的发展离不开人才的参与，人才是第一生产力。然而，现在生活成本较高，人才培养机制不完善，加之健康产业属于新兴产业，导致健康产业人才缺乏，尤其是高级技术研发人员和专业技能人员缺乏存在普遍性，自身人才培养远远无法满足健康产业的人才需求。因此，吸引、培育和用好高层次、专业化人才就成为健康产业可持续发展的关键。

1.继续加强自身高等院校人才培养

推动高等院校将医学、药学、生物技术和医药制造等健康产业相关专业作为重点性学科，加强对健康产业相关专业硕士、博士等高级专业人才的培养，加快培育健康产业人才后备军。同时，鼓励企业、科研院所与国内外高校建立技术人才培养基地，加大急需紧缺人才和高层次人才的培养力度，通过完善的政策支持和资金投入加强人才培育。

2.积极引进中高端专业人才

应按照市场需求调整人才引进规划，加大健康产业人才引进力度，落实高端人才引进资金保障、岗位聘任、落户安置、随调随迁等优惠政策，积极吸引发达国家及国内其他地区健康产业高端人才。同时，重视青年人才在健康产业创新驱动发展中的作用，解决青年人才的住房、医疗、教育、休闲等配套问题，建立中青年人才引进的支撑体系。

3.加强专业技能型人才的培养

应加强专业机构的职业培训，加大投入，扩大规模，尤其是加强市场急需的营养师、保健食品营销师、健康管理师、基因分析师、全科医生、实验研究员、护理人员等职业培训，调动各类培训资源，满足多层次、多元化专业技能人才的培训需求；同时，积极推行健康产业各细分行业职业技能标准和职业规范，积极组织技能考评和职业资格认证工作。

第四节　新时代的健康教育与健康促进

一、健康教育与健康促进的关系

健康促进的框架包括健康教育，健康教育是实现健康促进的有效方法，健康教育需要健康促进的指导和支持，两者密不可分，又有所区别。

（一）健康促进产生于健康教育

健康教育是健康促进的组成内容之一，是健康促进的核心。健康教育侧重于影响那些有改变自身行为愿望的人群；而健康促进则是将政策与环境的支持和个体与社会的参与融为一体，它包括了健康教育的内涵，健康促进中所采取的一切措施如果不与健康教育相结合将没有任何效果。

健康教育虽然是改变行为的一种重要形式，但我们应看到，在健康教育的过程中，没有政策、制度、经济、环境等社会的支持，那就难以发挥全部的潜力，于是就萌发了健康促进。健康促进是为实现人人享受卫生保健而采取的行为目标，而健康教育则是实现这一目标的策略，两者是不可分割的统一体。健康教育必须把重点落实在健康促进上。

（二）健康教育需健康促进的指导和支持

健康教育的核心是教育个体或人群树立健康意识。人的行为十分复杂，受到多种因素的影响，仅靠健康信息的传播不足以改变行为生活方式，还需要一定政策、环境的支持。健康促进不是仅针对某些疾病或者某些疾病的危险因素，而是涉及整个人群健康的各个方面，包含卫生领域及社会各个领域，强调个体与组织有效、积极参与。因此，健康教育需以健康促进战略思想为指导。

健康教育的目的是通过教育使人群自愿采取有益于健康的行为，激发领导层为关心全人类的健康以及提高全社会的健康水平做出努力。健康促进能推进健康决策、经济活动、社区工作和其他各种环境成为行为转化的有力支持，从而增进健康和提高生活质量。

（三）健康促进需健康教育来推动和落实

健康促进是指能促使行为与环境改变的政策、法规、组织的结合体，健康教育是健康促进的组成要素之一。政策、法规、组织及其他环境的支持都是健康促进的组成部分，但它需要与健康教育相结合，没有健康教育，健康促进将成为徒有虚名的概念。另一方面，如果健康教育得不到有效的环境（包括政治、社会、经济、自然环境）支持，尽管能成功地帮助个体改变某些行为，但明显是软弱无力的。

健康教育向人群阐明健康的含义、健康与疾病的关系、改变健康危害行为的意义和健康促进在社会改变中的重要作用。只有人们领悟了这番道理，才能促使健康促进的成功，否则，健康促进将成为虚有其名的概念。

二、健康促进的作用与特点

（一）健康促进的作用

从实施健康促进的内容上看，健康促进需要关于健康的公共政策，创造健康促进的支持环境，发展个人技能，加强社区工作以及调整卫生服务方向，其结果是形成有利于健康的社会氛围，建设优异的社会环境。提高公众的健康意识和技能，形成良好的健康行为和生活方式，提供优质的卫生服务，从而改善大众的健康水平，提高生活质量。

健康促进必须通过倡导、促成、协调和多部门的行动来达到促进健康的目的，因此，要倡导政府卫生与非卫生各部门对健康的重视。应考虑人们对健康的需求，切实对健康负责，制定政策，创造有利于促进健康的经济、政治、文化、生活环境。健康促进需要各部门的协调，单纯依靠卫生行政管理部门难以完成此项任务，因此要求卫生行政部门和政府其他有关部门、工矿企业、事业单位和社会团体向人群广泛开展健康教育，促成他们得到健康的知识和技能，有效地选择健康行为，从而促使人人都能充分发挥健康潜能。社会各界人士作为个人、志愿者以及家庭和社区一起参与，促进人们提高和改善自身健康，保证广泛而平等地实现健康目标。

（二）健康促进的特点

在迎接 21 世纪带来的挑战的时候，健康促进和健康保护是两个不可忽视的问题。无疑，健康促进在新世纪社会发展中是一个极其重要的因素。健康促进还有以下特点。

健康促进涉及面广，涵盖整个人群以及各个方面，不局限于部分人或单纯的疾病预防或单一病因。

健康促进必须有各个部门的参与，以及良好的政治、经济、文化生活环境支持。

　　健康促进强调个体、家庭、社区有组织地参与，这是巩固健康发展的基础。健康促进的核心是干预，通过社会动员，促进健康目标转化为社会目标。健康促进主张人人平等地享有健康资源，以期达到健康目标。

三、健康促进的目的与实施策略

（一）健康促进的目的

　　健康促进是指包括健康教育在内的促进行为和环境改变的组织、法律、法规等各项策略和活动的统一体。它的目的是努力改变人群不健康的行为，创造良好的社会与自然环境，增强人群的自我保健意识和能力，实施身体上的自我保护、心理上的自我调节，并更好地控制自己的行为和生活方式，自我调整人际关系，从而使疾病与体弱消失，达到身心健康、生活幸福的完美状态。

　　从美国公共卫生革命的过程来看，实施健康促进的目的和意义就很明显了。从 19 世纪到 20 世纪 50 年代，通过公共卫生运动、生活环境的改善、广泛的免疫接种、卫生食品的供应等措施，美国的急性传染病死亡率明显下降。

　　世界卫生组织的一份报告指出："未来死亡率的下降，大部分将取决于非卫生部门所做出的努力。"现在美国人主要的死因是冠心病、恶性肿瘤、意外事故。这些在一定程度上与吸烟、酗酒、缺少体育锻炼、不良的饮食习惯等不健康行为以及环境污染、精神压力过大等因素有关。到了 20 世纪 70 年代，意识到了美国人民的健康水平与健康习惯息息相关，美国政府才重视健康教育，成立了健康教育促进中心。1974 年美国国会通过了《国家健康教育规划和资源发展法案》，明确规定健康教育为国家优先的卫生项目之一。1980 年，美国卫生总署提出："美国人民健康的进一步改善，不只是增加医疗卫生的照顾及疾病经费，而且国家需要对疾病预防以及健康促进做出更大的努力""预防观念的时代已经到来""我们已有的科学知识足以开始研究改善健康的建议"。这就是美国的第二次公共卫生革命。

（二）健康促进的实施策略

　　健康促进的实质是促使人们维护、改善和提高自身健康的过程。1986 年在加拿大举行的第一届国际健康促进大会上通过的《渥太华宣言》，提及了健康促进的基本工作策略，主要有以下几点。

　　1.确立健康促进的公共政策

　　健康促进的公共政策并非单一的卫生政策，也不是卫生部门所能单独制定的，它涉及很多部门，如财政、税收、环保、卫生等。这些部门政策的出台，无疑能消除污染，改善住房、食品卫生和医疗保健条件，创造良好的生活环境，并对人类的健康产生重大影响。因此，各个部门、各个组织的领导都必须予以重视，并制定健康相关的政策。

2. 创造健康促进的支持环境

人人平等，互助互爱，创造舒适而安全的社会环境、民主的政治氛围，良好的生活情趣、丰富的文体活动、无污染的食物、便捷的交通，保证社会和自然环境有利于健康的发展，这是健康促进的目标之一。

3. 发展个人技能

人们通过教育和学习，提高选择和控制健康的技能，以适应人生不同时期可能出现的健康问题。

4 强化社区行动

加强社区工作，动员社区力量，挖掘社区资源，建立组织，制订和实施健康促进计划，开展各种健康促进活动。

5. 调整卫生服务方向

改变既往以医院医疗为中心的服务模式，建立以社区为基础，健康为中心，由个人、社区、卫生专业人员、卫生行政部门共同协调的卫生服务体系，使人人都能有均等的机会享受基本医疗保健服务。

澳大利亚学者提出的健康促进包括 3 项内容：健康教育、预防性健康保护和预防性卫生服务。预防性健康保护是指保护个体免受环境因子伤害的措施，其主要手段是通过环境法规，改善环境条件，提高生活质量。预防性卫生服务是指为健康促进与健康保护提供支持和服务。

1997 年《雅加达宣言》指出，上述《渥太华宣言》中的五点策略是健康促进成功的要素。

四、健康促进的工作环节与过程

（一）健康促进的工作环节

健康促进是公共卫生领域的基本工作模式之一，世界各地的调查研究提出了令人信服的证据，证明健康促进是有效的。健康促进的策略能促进健康行为，并决定健康的社会、经济和环境状况，是实现人人平等享受健康的有效手段。健康促进由以下 5 个环节组成。

1. 政策和组织

要想使健康促进真正得到实施，正确的政策是先导。要积极争取各级领导对健康促进的支持，促使各个部门、各个组织对健康问题予以高度关注，协调制定有关政策，形成一个良好而稳定的、能实施健康促进工程的政治、经济、文化、教育、人际关系环境。同时，为了保证健康促进工作有序地进行，还应有一个配置合理、职责明确、协调有方的组织管理系统，成立由多方参与的各级健康促进委员会，争取通过立法程序，把健康促进纳入社区的工作议程中，并列入考核指标。

2. 人员动员与参与

联合国儿童基金会提出要采取一系列综合的、高效的策略，动员社会和群众参与健康促进。社区动员是健康促进的主要策略，应对社区、组织、家庭、个人、健康促进专业人员以及卫生工作人员进行动员，促使大家参与。加强健康促进的能力建设，健康教育是最佳的途径。

3. 监测

监测是指对不同场所各种影响健康的危险因素以及可能造成的危害所采取的干预措施予以监督测量，为在健康促进工作中确定方向、制定目标和工作策略、评价干预结果提供依据。

4. 干预

干预是 5 个环节的核心。在社区、学校、企业单位、医疗卫生机构等场所，对各种影响健康的危害因素，如吸烟、酗酒、高血压、肥胖、心理障碍、环境污染等，采取各种措施，从而促使人们采取健康行为，建立健康的生活方式。

5. 评价

评价即真实地说明干预的结果，主要评价在实施各项干预措施时的情况，以及干预的效果和价值，为不断总结和改进健康促进工作积累经验，提供借鉴。

（二）健康促进的过程

1. 需求评估

确定社区存在的健康问题，确定存在健康问题的重点人群及危险因素，确定危险因素在人群中的分布情况，取得社区对健康促进工作项目的承诺。

2. 项目计划

确定目标人群及他们的健康问题的现状，向目标人群传播基本信息和重要的可变行为、项目计划的总目标和具体目标、策略和活动，制定监测和效果评价计划。

3. 资源动员

确定实施项目所需要的一切社区资源，并努力发现和动员社区内外可利用的资源。

4. 实施项目

明确实施项目，并对项目进行预试。加强社区和组织的能力建设，对专业人员、基层卫生人员、志愿人员进行培训，进行社区人群健康意识和技能的宣传和教育。

5. 过程评价

监测计划执行的质量、策略和活动的即时效应，改进计划的策略和活动。

6. 效果评价

评价目标达到的程度、原因和问题，提出改进项目计划的建议。

7. 报告结果

确定报告的对象、内容和形式，报告结果，推广经验。

五、健康教育与健康促进项目的评价设计

评价是健康教育与健康促进项目不可分割的一部分，贯穿于项目计划和实施的各个环节。评价的目的是要确定干预项目是否真正产生了效果，是否切实影响了人们的行为转变，是否值得支持、扩大或推广。健康教育与健康促进项目或干预活动不同于临床试验，常常是社会性、群体性的，具有多元性、多层次性和健康及经济效益延迟性的特点，所以，健康教育与健康促进项目的评价也应是多层次的，既有短期效果评价，又有长期效果评价；既有制订计划前的形成评价，也有计划实施后的效果评价；既有定量的评价，也有定性的评价；既有健康结局评价，也有社会经济学评价。与其他项目评价一样，健康教育与健康促进项目的评价也需要根据项目的目标和内容进行科学的设计。

（一）评价设计的类型

评价设计主要包括实验研究设计和观察性研究设计两类。实验研究也称为控制研究，是指对研究对象实施一定的干预措施，评价其干预效应或效果。实验研究包括干预后调查、同一组人群干预前后对比、临床试验、现场实验、

整群随机社区实验、类实验等。观察性研究是指不对研究对象进行人为控制或干预，在自然情况下对传播现象或过程进行观察。观察性研究又可分为两类：①描述性研究，包括横断面调查、生态学研究等，目的在于提出因果假设；②分析性研究，包括病例对照研究、队列研究等，目的在于检验因果假设，估计各种因素对疾病和健康的作用的大小，并提出干预策略。

（二）评价设计的原则

评价设计应遵循一定的原则，其基本原则包括以下几点。

1. 严格遵照项目的效应模型

在项目一开始就需要明确使用哪种效应模型，包括干预活动的强度和频率有多大、谁是干预的目标人群、效应出现的快慢以及幅度如何等。效应模型也需明确效应产生的机制，即回答究竟是哪些干预措施在人们的健康效应方面发挥了作用，是通过个体学习、社会扩散，还是通过制度性扩散最终产生了这些效应。

2. 使用多种评价方法

评价有多种方法，包括定性的方法、定量的方法、监测的方法、文献回顾的方法等，用不同的评价方法从不同的角度对干预活动或项目的效应进行评价，有助于获得客观、全面、真实的信息。单一的评价方法失败的风险较高，有时甚至会得出错误的结论。一般来说，以下方法能够更好地说明效果与干预之间的联系：①在项目实施的不同时间点，对项目在目标人群中产生的效应进行多次测量；②设立干预组和对照组；③从多种途径收集评价信息。

3. 评价设计应因地制宜

在有些情况下，评价设计允许有一定的灵活性，而不必拘泥于科学性和严密性。如果某项目能够引起足够大的效应，在确定没有其他混杂因素的情况下，干预前后对比设计也是可以接受的。如在落后地区开展免疫接种的健康教育项目，通过项目实施前后人们的免疫接种行为的变化，就能很好地证明其有效性，而不必再设立对照组。

（三）评价设计的影响因素

1. 内部有效性因素

在进行评价设计时应考虑影响内部有效性的因素，如历史性因素（非计划性的项目外的干预因素，如在实施干预期间电视台正好同期播放相关电视节目）、成熟因素（目标人群或社区因对项目过于熟悉而做出不符合实际情况的"正确"的回答）、重复测试因素（即同一个人或群组重复接受测量）、测试工具因素（如信度、效度）、统计回归因素、区别选择性因素、失访因素、选择成熟互动因素等。

2. 外部有效性因素

影响外部有效性的因素包括测试的反应性或互动性因素（如预实验对目标人群的影响会被误认为是干预所导致的）、选择性偏倚（包括自我选择和无应答）、多次干预因素等。

3. 其他因素

在进行评价设计时，应注意霍桑效应和安慰剂效应的影响。霍桑效应是指人们因为知道自己是被研究或观察的对象时表现出的异乎寻常的反应，表现出比平时更积极的心理或生理效应，从而夸大干预效果。实际上，这些效应并非真正由干预措施所引起，而是因为感到自己被关注而不由自主地超常表现。安慰剂效应是指某些疾病的患者对药物治疗表现出的一种正向心理效应，在患者不知情的情况下，即使服用安慰剂，也能产生与服用药物一样的"效果"（如疼痛减轻）。在非干预人群中，安慰剂效应可能会造成有效的假象。

六、健康教育与健康促进在医疗和预防保健工作中的作用

（一）健康教育与健康促进是实现医学核心价值的根本策略

1946 年，世界卫生组织在综合全球医学专家观点的基础上，第一次提出了健康的定义，即健康是指生理、心理和社会适应的完好状态，而不仅仅是没有疾病或不虚弱。这也是人类有史以来首次从生理、心理和社会整体层面提出健康的定义。健康定义的提出，改变了传统的医学观，人们不再单纯从生物学、生理学意义上的疾病、残疾和伤害的角度考虑一个人是否健康，而是从生物、生理、心理、行为、社会等多角度来看待健康。医学既不是生物学，也不是疾病学，而是保护和促进人类健康的科学。解决人们的健康问题不能仅仅依靠传统的生物医学技术，也要运用社会、文化、经济、教育等综合措施，特别是要通过健康教育和健康促进帮助公众掌握医学科学知识和自我保健技能，每个人都承担起对于健康的责任，积极主动地改善社会环境，去除健康危害因素，养成科学、文明、健康的行为习惯和生活方式。自 20 世纪中叶以来，健康教育与预防性服务一直是公共卫生行动的主要工具。

医学的终极目标是实现全民健康和生命完好，把医学科学知识转化为人民大众保护和促进健康的能力，而不仅仅是治好已病者的疾病，医学、医务人员和医疗机构绝不只是为患病的人而存在的。解决人们的健康问题需要全社会的共同努力，需要依靠人民大众，需要综合运用临床医学、预防医学、公共卫生、健康促进等医学策略。美国的一项研究指出，美国近一个世纪以来的平均期望寿命延长了30岁，而其中的25岁要归功于公共卫生，包括健康教育与健康促进。即使是在临床实践中，也需贯彻整体健康观，向患者、陪护的家属传授健康保健知识和技能，开展心理疏导、健康行为与生活方式指导。不仅要治好患者现患的疾病，防止现患疾病的复发，也要做好相关疾病的预防，做到治疗和预防并重。

（二）健康教育与健康促进是培育健康素养和健康文化的重要措施

1. 健康教育与健康促进是提高个人健康素养的重要措施

世界卫生组织认为，健康素养至少有六个方面的重要意义：①健康素养水平显著影响人群健康水平；②健康素养低下会引发不良健康后果，包括发病率和死亡率的增加；③健康素养低下显著增加慢性病的发病率；④健康素养低下显著增加医疗费用负担；⑤健康素养水平影响人们对健康信息的需求；⑥人群健康素养水平是健康公平的重要影响因素之一。

提高健康素养是健康教育的重要目标和任务之一。健康教育通过健康传播，与目标人群分享、交流有关疾病预防、健康保健和卫生服务的信息，增加目标人群的健康知识水平。健康教育运用教育学的理论方法，传授健康技能，改善健康观念；通过对行为和生活方式的干预或指导，帮助人们实践健康理念和健康技能。健康教育还可以通过不同的场所和渠道提升人们的健康素养，包括学校健康教育、医院健康教育、社区健康教育、工作场所健康教育和大众媒体健康教育等。

2. 健康教育与健康促进是塑造社会规范、缔造健康文化的有效策略

社会规范是指一个社会群体所具有的成文或不成文的规矩或规则，很多情况下，社会规范主要是通过社会暗示、"潜规则"等心照不宣的形式影响人们的行为，实际上是一个群体的价值取向。社会规范包括礼仪习俗等强制性规范、对他人如何行事的心理预期的期望规范、政策法规等公开性规范、群体心照不宣的暗示性规范等。社会规范不是一成不变的。健康教育与健康促进工作者的重要任务之一，就是要在不同的群体中，维护已有的、有益于健康的社会规范，消除那些不利于健康的社会规范，创建有益于健康的新的社会规范。

文化则是指长期形成的、被人们共同遵守的价值体系，包括风俗习惯、生活方式、宗教信仰等，而健康文化则是指人们关于健康的价值体系。健康促进通过社会动员，广泛激发社会各界的力量，人人承担自身对健康所负有的责任，寻求共同的健康目标和愿景，共同努力，有效推进健康文化的形成。同时，运用传播学方法，在健康政策、项目、立法、理念、行为的改变方面开展广泛的倡导，促进全社会对健康行动的支持，引导健康文化的发展方向。

（三）健康教育与健康促进是疾病治疗和康复的重要组成部分

1. 开展健康教育与健康促进是法律赋予医护人员的职责

开展健康教育与健康促进是法律赋予医务人员的职责。《中华人民共和国医师法》第二十三条："医师在执业活动中履行下列义务：（五）宣传推广与岗位相适应的健康科普知识，对患者及公众进行健康教育和健康指导。"《护士管理办法》第二十二条："护士有承担预防保健工作、宣传防病治病知识、进行康复指导、开展健康教育、提供卫生咨询的义务。"《中华人民共和国传染病防治法》第十三条："各级人民政府……进行预防传染病的健康教育，倡导文明健康的生活方式，提高公众对传染病的防治意识和应对能力。"

2. 健康教育本身就是一种治疗手段

有关疾病、诊断和治疗方案的知识和信息本身就是医疗保健的重要组成部分，针对患者所患疾病的病情进行教育、咨询和指导，与药物和手术治疗一样具有重要作用。大多数医护人员认为，在开展临床治疗和预防保健服务的过程中，应该为患者开具信息处方。特别是对于糖尿病等慢性病的治疗和管理，健康教育是不可或缺的重要组成部分，对患者开展个体化的用药和生活方式指导，对于疾病的治疗和康复会产生显著的效果。在西方发达国家的一些医院中，对患者进行会诊时需有健康教育医师在场。一些医院还规定，所有医护人员每年必须接受健康教育方面的继续医学教育学习或培训才能继续执业。而对于心理咨询、心理治疗来说，其主要工作就是对患者进行心理健康教育。

3. 对患者进行健康教育会对医护质量产生显著影响

对患者进行有针对性的健康教育，有利于调整患者情绪，促进患者增加对治疗信息的理解，更好地确定患者的需求、观念和心理预期，有益于提高医患双方的满意度，有利于医生提高工作满意度，使自身工作的压力感和疲劳感减轻。研究证明，医务人员的健康传播技术与患者对治疗建议的依从性、慢性病的自我管理和采纳等预防性健康行为之间存在显著的正相关关系。同时，过去多年的研究也证实，医务人员的解释、倾听和同情心会在患者生理性和功能性行为表现方面，在患者满意度和就医感受方面，对患者造成显著影响。

（1）依从性

研究表明，医患之间信息分享活动开展得越多，患者关于自身疾病的知识越多，患者越可能遵守医嘱。

（2）患者满意度

患者的满意度主要表现在对待治疗效果的良好心理预期和对待治疗决策的自我控制感方面。在诊断结果、治疗建议、遵医治疗等方面能与医护人员进行良好交流的患者，对治疗措施的满意度往往也会更高。

（3）患者安全感

研究表明，三分之一的医疗事故源自人为或机构差错。美国开展的研究显示，66%的医疗差错源自无效的医患沟通。

（4）预后

研究表明，在诊疗过程中，医生越能够根据患者的需求提供治疗信息，患者的病情预后越好，包括生理性和功能性指标的改善。

（5）医患纠纷

患者对医学局限性认识不足，同时对医疗技术存在过高期望，是发生医患纠纷的重要原因之一。向患者传播与其所患疾病相关的科学知识，会使其客观正确地认识医学科学的局限性和治疗效果的偶然性，减少发生医患纠纷的风险。

（四）健康教育与健康促进是公共卫生的基础和核心

1. 健康教育与健康促进是公共卫生的核心组成部分

公共卫生是通过传染病控制、卫生措施的采取以及环境危害因素的监测等措施，保护和改善社区健康的一门科学和实践活动。公共卫生在政府主导下，通过采取综合的社会策略，消除、减少和控制健康的危害因素，预防疾病，保护和促进公众健康。公共卫生有以下三个核心功能：①对社区和人群的健康危害因素进行评估和监测，确定健康问题和优先领域；②制定解决地方和全国性健康问题的优先公共政策；③保证所有人群都能得到适宜的、符合成本效益原则的健康保健，包括健康促进和疾病预防服务，同时对这些健康保健的效果进行评价。

健康教育和健康促进法，使人们充分认识到维护健康的重要性，获得保护和促进健康的知识和技能，开发有利于健康的社会资源，调动个人、家庭和社会的积极性，使大众自觉行动起来，共同努力，消除影响他们健康的危害因素，预防疾病，保护和促进健康。

2. 健康教育与健康促进促进了大众对公共卫生措施的配合

健康教育与健康促进以健康知识、健康信息和健康技能的传播为切入点，改善大众基本健康素养，提高健康知识水平和健康技能，使大众能够更好地理解和配合各种公共卫生措施。公共卫生政策、疾病预防、妇幼保健等公共卫生资源和服务只有在被人们充分和合理利用的情况下，才能发挥其促进公众健康的作用。比如，尽管我国政府为公众提供了结核病免费治疗的服务，但是如果不通过健康教育与健康传播的方法使人们了解症状、传播途径等结核病防治的基本知识，使公众形成早发现、早诊断、早治疗的意识，人们就很难主动到有关机构就医，很容易造成结核病的加重和扩散。

（五）健康教育与健康促进是预防疾病的重要措施

1. 传染病的预防控制

传染病一直以来都是人类健康的重大威胁，尽管人类已经消灭了天花，基本消除了鼠疫，但新发、再发传染病大规模流行的隐患依然存在。结核病、艾滋病、甲流、肝炎、性传播疾病等传染病疫情依然大量存在。众所周知，传染病预防控制的关键措施是保护易感人群、切断传播途径和隔离传染源。这三个环节中的每一个都离不开健康教育。保护易感人群，要通过健康教育，提高大众的传染病防控意识和预防传染病的责任意识，帮助公众养成良好的卫生习惯，掌握必要的自我防护技能，科学合理地利用免疫接种服务。切断传播途径也需要通过健康教育帮助公众避免接触病原体或传染源，采取必要的个人防护措施，进行疫源地的"消杀灭"等。隔离传染源需要通过健康教育增强传染病患者避免病原体传播的责任意识。通过健康教育，普及传染病防治知识，还能够使人们及时发现、识别病原体和传染源，及时采取措施，避免其传播扩散。

2. 慢性病的预防控制

根据联合国的统计数据，全球每年有3 600万人死于慢性非传染性疾病，占全球总死亡率的63%。联合国非传染性疾病峰会把癌症、心血管疾病、慢性呼吸系统疾病和糖尿病列为四种需重点控制的慢性非传染性疾病，把吸烟、酗酒、不健康饮食、缺乏身体活动四种不健康的生活方式作为需优先控制的危险因素，并指出健康教育是重要防控策略之一。尽管慢性病的发生和发展会受到人类生物学因素（如遗传、增龄、感染）、卫生服务因素以及社会与物质环境因素的影响，但主要是因为人类长期持续的不良生活方式。多个项目的实施结果表明，健康教育与健康促进是减少心脑血管病、糖尿病等慢性病发生的有效措施。国内外多项研究同时表明，健康教育在心理健康、伤害预防等方面也发挥着重要作用。

3. 突发公共卫生事件防控

突发公共卫生事件是指突然发生的，造成或者可能造成社会公众健康严重损害的重大传染病疫情、群体性不明原因疾病、重大食物和职业中毒以及其他严重影响公众健康的事件。健康教育与健康促进在突发公共卫生事件防控中发挥着至关重要的作用，具体表现在：①在没有突发公共卫生事件发生时，通过传播突发公共卫生事件应急知识与技能，提高公众的应急意识和能力，做好防范；②在突发公共卫生事件发生时，通过应急健康教育和健康传播，使公众尽快了解突发公共卫生事件的性质、特点等信息，快速掌握自我防护技能，避免或减少突发事件带来的危害，积极配合有关部门的应急处置措施，防止危害范围的扩大和蔓延；③在突发公共卫生事件处置过程中，通过风险沟通、权威信息发布等，强化正向舆论引导，稳定公众情绪，能够保证应急处置工作科学有序进行，维护社会稳定。

参考文献

［1］ 安维，白静，赵炜. 管理学原理［M］. 北京：中国人民大学出版社，2011.

［2］ 柴世学，薛军霞，王正银. 护理管理学［M］. 北京：中国协和医科大学出版社，2013.

［3］ 常健. 现代领导科学［M］. 天津：天津大学出版社，2004.

［4］ 陈安民. 现代医院核心管理［M］. 北京：人民卫生出版社，2015.

［5］ 陈传明，周小虎. 管理学原理［M］. 北京：机械工业出版社，2007.

［6］ 丁淑贞，姜平. 护士长手册［M］. 2版. 北京：人民卫生出版社，2013.

［7］ 姜小鹰. 护理管理学［M］. 上海：上海科学技术出版社，2001.

［8］ 姜小鹰. 护理管理理论与实践［M］. 北京：人民卫生出版社，2011.

［9］ 李继平. 护理管理学［M］. 3版. 北京：人民卫生出版社，2014.

［10］ 胡艳宁. 护理管理学［M］. 北京：人民卫生出版社，2012.

［11］ 乔瑜，陈立花，王云. 护理心理学［M］. 武汉：华中科技大学出版社，2019.

［12］ 姚鸿恩，王家林. 健康教育［M］. 桂林：广西师范大学出版社，2003.

［13］ 余金明，姜庆五. 现代健康教育学［M］. 上海：复旦大学出版社，2019.